SKIN CANCER IN KOREANS

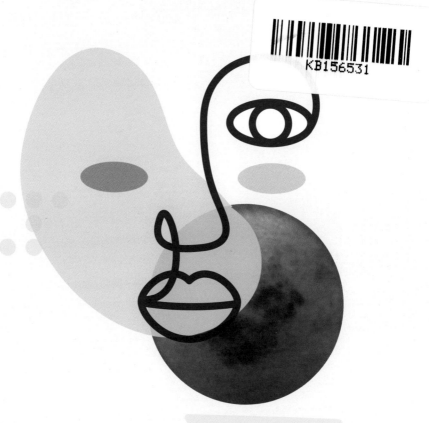

피부암 전문의의
한국인 피부암 이야기
-한국인의 피부암 개정판-

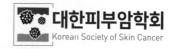

대한피부암학회
Korean Society of Skin Cancer

피부암 전문의의

한국인 피부암 이야기

-한국인의 피부암 개정판-

첫째판 발행 | 2013년 1월 14일
둘째판 인쇄 | 2023년 2월 3일
둘째판 발행 | 2023년 2월 17일

지 은 이 대한피부암학회
발 행 인 장주연
출 판 기 획 최준호
출 판 편 집 이다영
표지디자인 김재욱
편집디자인 강미란
일 러 스 트 유학영
발 행 처 군자출판사(주)
　　　　　등록 제4-139호(1991. 6. 24)
　　　　　본사 (10881) 파주출판단지 경기도 파주시 회동길 338(서패동 474-1)
　　　　　전화 (031) 943-1888 팩스 (031) 955-9545
　　　　　www.koonja.co.kr

ISBN 979-11-5955-957-0

정가 25,000원

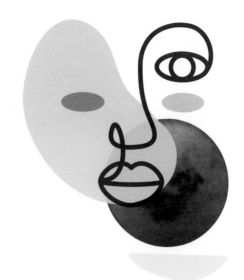

피부암 전문의의
한국인 피부암 이야기

-한국인의 피부암 개정판-

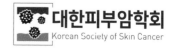
대한피부암학회
Korean Society of Skin Cancer

2판 머리말

대한피부암학회에서 10년 전(2013년) '한국인의 피부암' 초판을 발간할 당시에는 한국인의 피부암에 대한 국내 조사 자료가 충분하지 못한 상태로 출간되었으며 당시에는 피부암에 대한 치료법조차 아직 선진 외국과 비교할 때 부족한 면이 없지 않았습니다. 그러나 이번 2023년에 발간되는 '한국인의 흔한 피부암' 2판에는 부족했던 국내 피부암 자료들을 대폭 보강하고 선진국의 피부암 치료에 준하는 국내 치료법의 현실을 자세히 기술하게 된 것을 대한피부암학회, 나아가 대한피부과학회 회원 여러분과 함께 기쁘게 생각합니다.

여러분들도 아시는 바와 같이 인체의 거의 모든 암이 증가하며 그중 피부암은 전 세계적으로 그 발생빈도가 증가하고 있고, 특히 우리나라와 같이 과거에 피부암의 '청정지역'이라고 알려졌던 아시아권에서도 급격히 증가하고 있습니다. 이러한 현상은 전체 인구 중 노령인구가 급격히 증가하고 야외활동의 증가와 암 환자·장기이식 환자와 같은 면역저하자의 증가와 이와 발 맞추어 증가하는 것으로 추정됩니다. 그러나 아직 이러한 증가 추세에 비해 국내 일반인의 피부암에 대한 관심과 지식이 부족한 것을 느끼고 있으며 이에 현 실정을 조금이라도 개선하고자 저희 대한피부암학회는 대한피부과학회의 도움을 받아 이번 제 2판을 발간하게 되었습니다.

대한피부암학회는 한국인에게 흔히 발생하는 피부암을 중심으로 가능한 쉽게 임상 사진과 증상, 진단, 치료에 대해 쉽게 문답형식으로 기술하여 한국의 일반인들이 이해하기 쉽도록 노력을 기울였습니다. 집필진은 국내 유명 대학병원과 국내 유수의 병원 피부과 전문의들로 구성된 대한피부암학회 회원들로서 각자의 피부암에 관한 오랜 경험과 최신 지견을 바탕으로 각 피부암을 종류별로 나누어 저술하였습니다.

끝으로 이 책이 완성되기까지 집필하여 주신 모든 대한피부암학회 이사, 회원들과 물심양면으로 지원을 해 주신 대한피부과학회 회장과 임원진들께 진심으로 감사드립니다.

2023년 1월
대한피부암학회 편찬위원회
위원장 이석종
간　사 김상석, 김민성
위　원 서수홍, 노미령, 문제호 최지웅, 변지원,
　　　 주민숙, 박지혜, 김준영

　　대한피부암학회에서 일반인을 위한 〈피부암 전문의의 한국인 피부암 이야기 -한국인의 피부암 개정판-〉 책자를 발간하게 된 것을 피부과학회를 대표하여 진심으로 축하 드립니다.

　　이 책자는 2013년 발간된 〈한국인의 피부암〉 초판에 이어 10년 만에 발간되는 개정 증보판으로, 한국인에 발생하는 피부암에 대해 최근 통계와 함께 새로운 진단법과 치료법 등을 망라하여 기술하였습니다.

　　한국인에서는 피부암의 발생이 서양인에 비해 드물어서, 우리나라 국민들은 서양 국민에 비해 상대적으로 피부암에 대한 관심이 적었던 것으로 생각됩니다. 그러나 피부암은 전 세계적으로 발생 빈도가 지속적으로 증가하는 추세이며, 특히 우리나라에서는 노령인구의 증가와 함께 가파른 속도로 피부암이 증가하고 있어 이제는 절대 간과할 수 없는 암이 되었습니다. 따라서 이런 증가 추세에 있는 피부암에 대한 관리나 예방, 치료에 관한 대책이 더욱 시급해졌으며, 일반인들도 피부암에 대한 관심이 지속적으로 많아지고 있습니다.

　　이에 대한피부암학회는 일반인을 대상으로 하는 한국인의 피부암에 관한 책자를 2013년 처음 발간하였으며, 이번에 좀 더 최신 정보를 바탕으로 개정판을 내게 된 것입니다.

　　집필진은 국내 유명 대학병원과 국내 유수의 병원 피부과 전문의들로 구성된 대한피부암학회 이사진입니다. 각 피부암의 특성, 피부암의 진단, 치료, 예후 등으로 나누어 각자 맡은 분야를 한국인의 피부암에 대한 오랜 경험을 바탕으로 최신 지견을 접목하여 일반인도 알기 쉽도록 저술하였습니다.

　　심혈을 기울여 쓰여진 이 책이 널리 활용되어 우리나라 국민의 피부암 예방과 치료에 큰 도움이 되길 바라며, 이 책이 완성되기까지 노력을 아끼지 않으신 이석종 대한피부암학회 회장을 비롯한 대한피부암학회 이사님과 편찬위원회 여러분들께 진심으로 감사드립니다.

대한피부과학회 회장 김유찬

권순효 | 경희대학교 강동경희대병원 피부과

김민성 | 조선대학교병원 피부과

김상석 | 한림대학교 강동성심병원 피부과

김유찬 | 아주대학교병원 피부과

김일환 | 고려대학교 안산병원 피부과

김정수 | 한양대학교 구리병원 피부과

김준영 | 경북대학교병원 피부과

김훈수 | 부산대병원 피부과

노미령 | 연세대학교 강남세브란스병원 피부과

문제호 | 서울대학교병원 피부과

박지혜 | 성균관대학교 삼성서울병원 피부과

박향준 | 가천대학교 길병원 피부과

변지원 | 인하대병원 피부과

서수홍 | 고려대학교 안암병원 피부과

안효현 | 고려대학교 안암병원 피부과

오병호 | 연세대학교 세브란스병원 피부과

윤숙정 | 전남대학교병원 피부과

이갑석 | 중앙대학교병원 피부과

이동윤 | 성균관대학교 삼성서울병원 피부과

이미우 | 울산대학교 서울아산병원 피부과

이석종 | 경북대학교병원 피부과

이우진 | 울산대학교 서울아산병원 피부과

이정은 | 경북대학교병원 방사선종양학과

정기양 | 연세대학교 세브란스병원 피부과

정민규 | 연세대학교 세브란스병원 종양내과

조성진 | 서울대학교병원 피부과

주민숙 | 한양대학교병원 피부과

최지웅 | 아주대학교병원 피부과

<가나다 순>

PART **1** 피부악성종양 | 피부암 |

PART **2**   기타 피부 양성종양

PART 3   피부암의 진단, 치료와 예방

1
피부암의 개요

| 이석종 |

1) 피부암이란 무엇인가요?

인체를 둘러싸는 피부는 여러가지 세포와 구조물로 구성되어 각종 유해자극으로부터 인체를 보호합니다. 예를 들어 각질층과 세포내 케라틴섬유와 같은 아주 질긴 보호막을 만들어내는 각질형성세포, 해로운 자외선으로부터 인체를 보호하기 위해 멜라닌색소를 만드는 멜라닌세포, 진피층의 장력과 탄력을 담당하는 콜라겐과 탄력섬유를 형성하는 섬유모세포, 열량 저장소 기능과 외부 충격에 대한 완충작용 외에 피부 손상시 복구에 필요한 지방세포, 세균 등 유해 인자와 맞서 싸우는 면역세포와 혈관, 신경 등이 그 기능을 담당합니다. 이러한 이들 피부구성세포들은 항상 같은 구성과 기능을 유지하기 위해 죽고 다시 만들어지는 과정을 반복하게 되며, 이 과정에서 약간의 피부 손상은 원래 모습에 가깝게 복구됩니다.

피부를 포함한 인체는 평생 그 구성 세포와 성분이 생성과 소멸을 반복하는데, 젊은 시기에는 소멸보다 생성이 많으므로 성장을 하게 되고 나이가 들면 점차 소멸이 생성을 넘어서게 되며 상처를 입을 경우에는 손상된 만큼 복구하는 자생 능력을 가집니다. 그

결과 어린 시절에는 신체가 커지고 피부는 탱탱해지며 손상에 대한 복구도 잘 일어나는 동시에 장기의 기능도 점차 발달하게 되지만, 나이가 들면서 피부의 주름이 생기고 키가 작아지고 손상의 복구가 원활하지 않음과 동시에 모든 장기의 기능도 점차 감소하게 됩니다. 이와 같이 나이가 들면서 생성과 복구 기능은 점차 떨어지며 노화에 따라 아예 안 만들어지거나 없어져야 할 비정상적 세포와 독성 물질이 사라지지 않고 축적되게 됩니다. 이 중에서 세포에 이상이 생겨 소멸보다 재생이 과도하게 일어나게 되어 정상 범위를 넘어서게 증식하여 커지는 덩어리를 만들 때 종양(腫瘍, tumor)이라고 합니다. 특히 주위 정상 조직을 파괴하거나 멀리 떨어진 다른 장기로 전이하여 인체를 "파괴"하는 것과 같이 불량한 예후를 보이는 경우를 암(癌, cancer)이라고 합니다.

이 중 피부암(皮膚癌, skin cancer)은 앞서 언급한 피부의 모든 세포와 조직에서 발생 가능한데, 각질형성세포·멜라닌세포·섬유모세포·지방세포·면역세포와 혈관세포·신경세포·땀샘·털·손발톱 등 피부의 모든 구성 요소로부터 다양한 피부종양이 발생합니다. 그 중 일부가 피부암으로 진행하거나 아예 처음부터 이들 세포와 조직으로부터 바로 피부암으로 발생하기도 하며 위, 간, 폐 등 다른 내부 장기의 암이 피부로 전이되기도 하는데, 이 모두를 통틀어 피부암이라고 합니다(그림 1). 즉 기저세포암, 편평세포암, 흑색종, 카포시육종, 유방외파젯병, 피부림프종과 피부전이암 등의 여러가지 악성 피부질환을 총칭하는 말로 그중 가장 흔하게 발생하는 피부암은 기저세포암으로 알려져 있습니다.

2) 암은 왜 생기나요?

다른 암종과 마찬가지로 몇 가지 암을 제외하고는 아직 피부암의 정확한 원인은 밝혀져 있지 않습니다. 다만 한국인에게 유전성 피부암은 매우 드문 편이며, 몇몇 암에서는

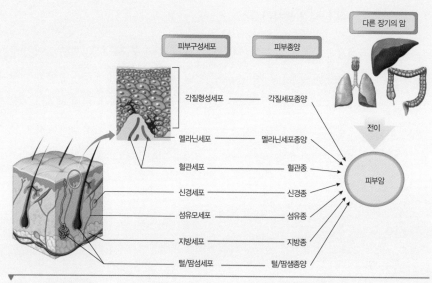

그림 1. **피부암의 발생**

바이러스감염, 자외선 등 외부발암인자에 의해 인체의 유전자가 변화를 일으켜 암이 발생하게 됩니다. 원래 인체의 정상 세포는 유전자의 명령에 의해 주어진 기능에 맞도록 생성, 성장, 분화 후 자기 기능을 다하다가 일정 시점이 되면 소멸되어 사라집니다. 그러나 특정 바이러스 감염이나 외부 유해자극 노출 등에 의해 유전자에 변화가 생긴 다음 죽지 않고 영원히 분열하고 증식할 경우 암, 그 중에서도 피부암이 되게 됩니다. 특히 과도한 자외선 노출이 피부암 발생의 주요 원인이 되며, 피부암의 종류에 따라 인종, 피부색, 유전적 요인, 가족력 등 주요 위험인자들이 다를 수 있습니다.

3) 피부암은 얼마나 많이 발생하나요?

대한민국 통계청에서 펴낸 암등록통계에 따르면, 2019년 총 7,174건의 피부암이 발생하였으며(그림 2), 과거 한국에는 무척이나 드물었던 흑색종과 같이 예후가 불량한 피부암의 발생이 증가한다는 사실 또한 주지할 필요가 있다고 판단됩니다. 비록 예후가 좋은 피부암이 다수를 차지하지만, 피부암이 많이 생기는 부위가 얼굴과 같이 미용적으로 중요한 부위라는 점을 고려하면 피부암으로 인한 문제를 결코 무시할 수 없을 것입니다.

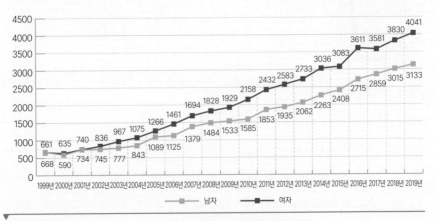

그림 2. 연도별 피부암 발생자 수(1999-2019년 통계청 국가통계포탈 암등록통계 기준)

피부암의 발생 연령을 보면, 일반적인 암과 비슷하게 주로 60대 이상의 노인층에서 발생이 급격히 증가하고 있습니다. 남녀별로 큰 차이는 없으나, 연령별로 비교하였을 때 전반적으로 젊은 환자들에서는 남자에서 피부암의 발생이 조금 더 많지만, 나이가 아주 많은 연령군에서는 여자에서 발생이 더 많습니다(그림 3).

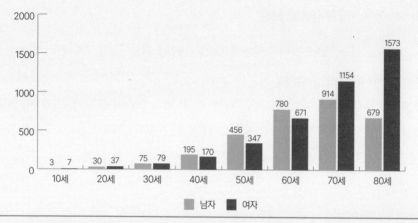

그림 3. 연령별 피부암 발생자 수(2019년 통계청 국가통계포탈 암등록통계 기준)

 저자가 근무하는 대구 시내에 소재한 경북대병원에서 20년간 피부암의 발생 추이의 변화를 연구한 논문을 살펴보면, 큰 변화없이 기저세포암 > 편평세포암 > 악성흑색종의 순서로 발생하는 것을 확인할 수 있으며, 이 3대 주요 피부암이 전체 피부암의 약 90%를 차지하고 있습니다.

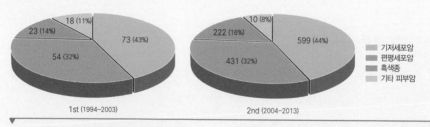

그림 4. 최근 20년간 피부암 발생의 변화양상

4) 피부암은 어떻게 진단하나요?

피부암은 육안으로도 보이기 때문에 숙련된 피부과 의사의 눈으로도 어느 정도 짐작이 가능하지만, 가장 기본적인 피부암 진단법은 피부 조직검사입니다. 최근에는 더모스코프라고 하는 피부확대경으로 피부 표면의 미세구조를 확대해 볼 수 있는 기구가 등장하여 육안검사와 조직검사의 중간 정도의 정확도를 보이므로 조직검사의 필요 여부 판단에 큰 도움이 되어 피부암 진단에 큰 역할을 하고 있습니다.

5) 피부암은 어떻게 치료하나요?

일반적인 암을 치료법으로는 절제수술, 항암치료, 방사선치료의 3가지 방법을 사용하지만, 피부암의 경우에는 수술적 치료가 가장 보편적인 방법입니다. 피부암의 병변을 도려내고 봉합하는 방법(단순절제술과 모즈미세도식수술 등) 이외에도 얕은 피부암의 경우에는 전기나 레이저로 태우는 방법(소작술), 영하 190도 정도로 얼려서 암세포를 파괴하는 방법(냉동수술) 등 물리적인 방법이 활용됩니다.

6) 피부암 관련 용어 설명

- 종양(腫瘍, tumor): 인체 구성세포가 과도하게 증식하여 덩어리를 이루는 병적인 변화를 칭하는 말입니다. 양성과 악성으로 나뉘며, 흔히 악성종양을 '암'이라 불립니다.
- 암(癌, cancer): 악성종양과 동의어입니다. 양성종양과 암(악성종양)을 구분하는 명확한 기준은 없지만, 주변 조직의 파괴를 수반하며 자주 재발하거나 멀리 떨어진 다른 장기로 전이하거나 사망 등의 나쁜 경과를 보이는 경우를 악성종양이라고 합니다.

- 암종(癌種, carcinoma): 육종(sarcoma)에 대비되는 개념으로, 악성종양 중에서 우리 몸의 표면과 내장 표면을 둘러 싸고 있는 부위(上皮)에서 유래하는 악성종양을 뜻합니다. 피부에서는 각질형성세포에서 유래하는 기저세포암과 편평세포암이 대표적인 암종입니다.
- 육종(肉腫, sarcoma): 암종(carcinoma)과 대비되는 개념으로, 상피 이외 부위인 뼈, 연골, 지방, 근육, 혈관 등에서 유래하는 암으로 피부에서는 혈관육종과 융기피부섬유육종 등이 포함됩니다.
- 병기(病期, staging): 병기는 암이 얼마나 퍼져 있는가를 나타내는 의학 용어입니다. 보통 0-4기로 나뉘며 진행될수록 암이 점점 더 전신에 퍼지는 것을 의미합니다. 0기(상피내암 단계), 1-2기(국소암 단계), 3기(림프절전이 단계)와 4기(원격전이 단계)로 구분됩니다. 병기가 중요한 이유는 암의 진행상태를 나타내기 때문에, 이에 따라 암환자의 생존율이 달라지며 특히 병기에 따라 향후 치료방침이 결정되기 때문입니다.

참/고/문/헌

1. 이규채, 김민지, 채수열 등. 최근 20년간 대구-경북지역 피부악성종양의 임상적 특징에 대한 고찰; 전반기 10년(1994-2003)과 후반기 10년 (2004-2013)간 비교. 대한피부과학회지 2015; 53:505-514.
2. 통계청 국가통계포탈 암등록통계. http://kosis.kr/

Reference

2

한국인의 피부암 통계

| 권순효 |

1) 한국인의 피부암 발생자 수

한국인을 포함한 동양인은 서양인에 비해 피부의 멜라닌 색소가 풍부합니다. 멜라닌 색소는 자외선으로부터 피부를 보호하는 효과를 가지기 때문에 피부암의 발생률은 동양인에서 상대적으로 낮다고 알려져 있습니다. 하지만 중앙암등록본부의 통계자료에 따르면 전체 피부암 발생자 수는 1999년 1,255명에서 2019년 8,778명으로 약 7배 증가하였습니다(그림 1). 이러한 피부암의 증가는 다른 암과 마찬가지로 평균 수명의 증가와 노령인구의 증가에 기인한 것으로 생각됩니다.

(1) 한국인에서 가장 흔한 피부암은 무엇인가요?

2019년을 기준으로 한국인에서 가장 흔한 피부암은 기저세포암으로, 전체 피부암의 약 44%를 차지하였습니다(그림 2). 그 뒤를 이어 편평세포암 23%, 보웬병 15%, 악성흑색종 7%, 상피내흑색종 2% 순이었습니다.

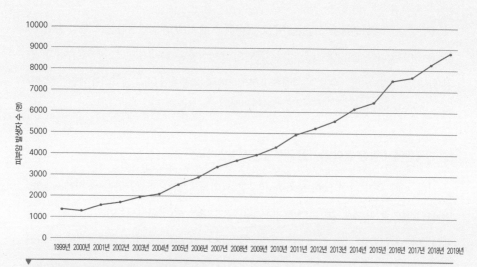

그림 1. 1999~2019년 전체 피부암 발생자 수

자료 원출처: KNCI (Korea National Cancer Incidence) Database

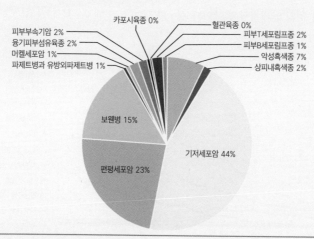

그림 2. 2019년 피부암의 종류별 발생 비율

자료 원출처: KNCI (Korea National Cancer Incidence) Database

조발생률은 대한민국을 5천만 인구로 가정했을 때 10만명당 발생하는 암환자 수를 나타내는 지표입니다. 2019년 기준 기저세포암의 조발생률은 10만 명당 7.6명이었습니다. 편평세포암은 10만 명당 3.9명, 보웬병은 2.6명, 악성흑색종은 1.2명, 상피내흑색종은 0.3명에서 발생하였습니다.

(2) 한국인에서 가장 많이 증가한 피부암은 무엇인가요?

지난 20년 동안 가장 많이 증가한 피부암은 기저세포암으로 1999년 488명에서 2019년 3,908명으로 약 8배 증가하였습니다(그림 3). 그 뒤를 이어 편평세포암은 1999년 373명에서 2019년 2,003명으로 약 5.5배 증가하였습니다. 악성흑색종과 상피내흑색종은 1999년 203명에서 2019년 761명으로 약 4배 증가하였습니다. 특히 상피내흑색종은 1999년 3명에서 2019년 140명으로 약 50배 가까이 증가하였는데, 이는 피부암에 대한 관심이 증가하면서 암의 초기 단계에서 진단되는 경우가 많아졌기 때문으로 생각됩니다.

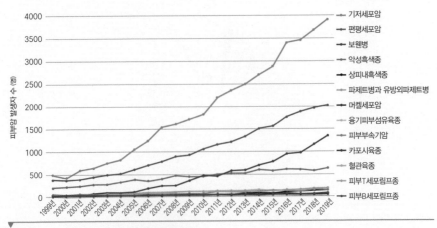

그림 3. 1999-2019년 피부암 종류별 발생자 수
자료 원출차: KNCI (Korea National Cancer Incidence) Database

(3) 한국인의 피부암은 어느 성별과 연령에서 가장 많이 발생하나요?

2019년을 기준으로 주요 피부암의 남녀 비율을 보면 여성에서 피부암의 발생률이 다소 높은 것을 알 수 있습니다.

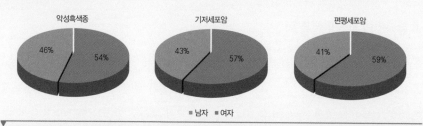

그림 4. 2019년 주요 피부암의 남녀 비율

피부암의 발생률은 고령 인구에서 높습니다. 오 등의 연구에서는 악성흑색종, 기저세포암, 편평세포암은 약 절반의 환자가 60–79세 사이에 발생했습니다. 박 등의 연구에 따르면 기저세포암과 편평세포암을 포함한 비흑색종피부암과 보웬병은 70대에서, 악성흑색종은 60대에서 발생률이 가장 높았습니다. 2019년도 중앙암등록센터의 통계에 따르면 악성흑색종, 기저세포암, 편평세포암은 70대 이상에서 가장 많은 환자가 발생했습니다.

표 1. 2019년 연령별 피부암 발생자 수

(단위: 명)	0–29세	30–39세	40–49세	50–59세	60–69세	70세 이상
기저세포암	13	53	199	466	941	2,236
편평세포암	5	8	41	127	252	1,570
보웬병	6	16	47	129	245	901
악성흑색종	7	31	49	119	137	278
상피내흑색종	5	16	16	27	40	36

(단위: 명)	0-29세	30-39세	40-49세	50-59세	60-69세	70세 이상
융기피부섬유육종	42	43	39	19	12	*

(* = 5명 미만)

자료원 출처: KNCI (Korea National Cancer Incidence) Database

2) 한국인의 피부암 생존율

암환자의 5년 상대생존율은 일반인과 비교했을 때 암환자가 5년간 생존할 확률로, 일반인의 5년 기대생존율과 암환자의 5년 생존율을 동일한 성별, 연령군으로 비교한 통계입니다. 피부암은 다른 암에 비해 상대적으로 예후가 좋다고 알려져 있습니다. 실제 가장 흔한 피부암인 기저세포암의 경우 5년 상대생존율은 100%를 넘습니다(표 2). 다음으로 흔한 편평세포암 역시 5년 상대생존율이 지난 20년 동안 꾸준히 증가하여 2015-2019년 약 90%까지 높아졌습니다. 하지만 모든 피부암의 예후가 좋은 것은 아닙니다. 특히 악성흑색종의 경우 지난 20년 동안 생존율이 꾸준히 증가했음에도 불구하고 2015-2019년 5년 상대생존율이 63.9%로 집계되었습니다. 또한 예후가 나쁜 대표적인 피부암인 혈관육종의 경우 5년 상대생존율이 24.7% 밖에 되지 않습니다.

표 2. **피부암의 5년 상대생존율**

(단위: %)	1996-2000	2001-2005	2006-2010	2011-2015	2015-2019
기저세포암	101	100.3	102.1	103.4	103.3
편평세포암	77.3	81.4	86.5	88.7	89.3
악성흑색종	47.8	54.7	58.1	63	63.9
파제트병과 유방외파제트병	69.2	88.4	87.9	91.7	92.8
머켈세포암	61.9	72.3	69.2	77.6	77

(단위: %)	1996–2000	2001–2005	2006–2010	2011–2015	2015–2019
융기피부섬유육종	96.7	98.9	99.8	99.6	99.7
피부부속기암	90.8	85.7	92	92.9	95.8
카포시육종	69.8	70	79.6	84.8	81.2
혈관육종	11.1	25.4	9.1	28.3	24.7
균상식육종	76.4	86.4	91	91.1	96.6
Sezary증후군	–	50.4	–	–	–
일차성 피부CD30양성 림프증식이상질환	33	70.6	90	85.5	96.2
피하지방층염모양 T세포림프종	–	69.7	83.3	–	–
비강외 NK/T세포림프종	10.3	33.1	38	33.3	28.4
상세불명의 피부T세포림프종	70.7	69	70.2	75.8	80.2
피부B세포림프종	66.1	71.3	79.2	82	87.4

자료 원출처: KNCI (Korea National Cancer Incidence) Database

참/고/문/헌

1. Oh CM, Cho H, Won YJ, Kong HJ, Roh YH, Jeong KH, Jung KW. Nationwide Trends in the Incidence of Melanoma and Non-melanoma Skin Cancers from 1999 to 2014 in South Korea. Cancer Res Treat. 2018; 50(3):729-737.

2. Park K, Bae JM, Chung KY, Yun SJ, Seo SH, Ahn HH, Lee DY, Kim H, Sohn U, Park BC. Incidence and Prevalence of Skin Cancers in South Korea from 2008 to 2016: A Nation-Wide Population Based Study. Ann Dermatol. 2022; 34(2):105-109.

Reference

PART 1

피부악성종양
|피부암|

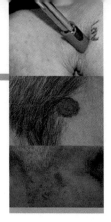

피 부 암 전 문 의 의
한국인 피부암 이야기

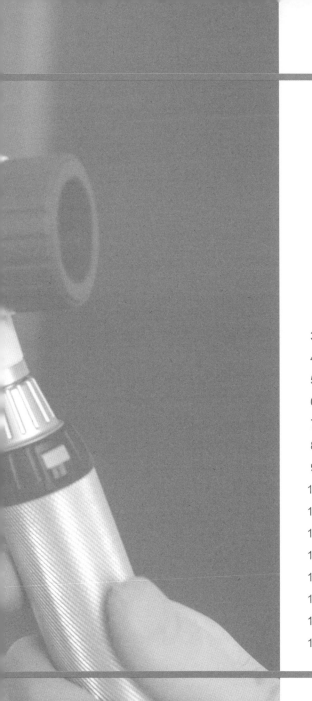

3

광선각화증

| 김상석 |

1) 광선각화증이란 무엇인가요?

광선각화증(光線角化症, Actinic keratosis)은 오랫동안 햇빛에 노출된 부위에 발생하는 각질화된 표피종양으로, 태양광선 노출 정도에 비례하여 많이 발생합니다. 농부와 같이 장기간 야외 노출이 많은 사람에게 흔히 발생하며 또한 자외선치료, 용접 같이 장기간 인공 광원에 노출된 경우에도 발생합니다. 주로 발생하는 부위는 얼굴, 입술, 귀, 목 뒤, 팔과 손등 같은 노출 부위입니다. 특히 입술에 발생하는 경우 광선구순염(光線口脣炎)이라 하며, 대부분 아랫입술에 생깁니다. 중년이나 노인에게 흔하므로 노인각화증이라고도 하지만, 본질적으로 태양광선 노출 정도에 비례하여 발생 정도가 증가하므로 젊은 사람에게도 발생할 수 있습니다.

2) 광선각화증은 피부암의 일종인가요?

만성적인 일광 노출이 피부의 각질형성세포에 영향을 주어 세포의 크기와 모양을 비전형적으로 변형시키게 됩니다. 이후 지속적으로 나쁜 변화가 쌓이면 점차 피부의 각질형성세포가 편평세포암으로 악성화할 수 있어 광선각화증은 피부암의 전암(前癌) 단계의 질병으로 간주됩니다. 즉 광선각화증은 아직 피부암이 아니지만 치료하지 않으면 피부암으로 진행할 수 있습니다.

3) 광선각화증은 어떤 모양인가요?

1개 또는 여러 개의 붉은 갈색을 띠는 병변으로 건조하고 각질이 달라붙어 있어 만졌을 때 표면이 거칠거칠한 것이 특징입니다(그림 1). 일반적으로 크기는 수 mm 정도이지만 더 커질 수 있습니다.

대부분 증상이 없지만 가려움증이나 자극감을 호소하는 경우도 있습니다. 종종 환자들이 얼굴에 생긴 습진 또는 검버섯으로 오인하여 피부 연고를 계속 발랐으나 호전이 없다고 내원하는 경우가 많습니다. 입술에 발생하면 붉은 반점이나 딱지, 미란을 동반하게 되며 특히 염증이 잘 생깁니다(그림 2).

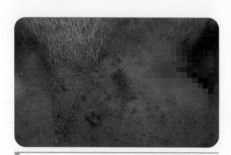

그림 1. 노인의 얼굴에 발생한 광선각화증

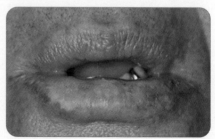

그림 2. 입술에 발생한 광선구순염

3) 광선각화증은 어떻게 진단하나요?

대부분 육안으로 피부과 전문의에 의해 어렵지 않게 진단이 가능하지만, 정확한 진단 또는 이미 피부암으로 진행되었는지를 확인하기 위해 조직검사가 필요할 수 있습니다. 얼굴과 아랫입술, 손등과 같이 오랫동안 햇빛에 노출된 부위에 표면이 까칠까칠한 붉은 갈색의 피부질환이 있고 각질과 딱지도 동반되어 있다면 피부과를 찾아 진료를 받도록 하십시오.

4) 한국인에서의 광선각화증

1997년 장 등의 158 사례의 분석 결과에 따르면 최근 들어 지속적으로 증가하는 추세로, 60대 이상의 노인인구가 전체 환자의 80% 이상을 차지하였으며 한 개만 생기는 경우가 여러 개가 동시에 생기는 경우보다 많았습니다. 발생 부위는 얼굴이 90%를 차지하였고 그중 뺨(48.5%)이 가장 흔했으며 코, 이마, 입술 순서였습니다. 진단 당시 피부암이 동반된 경우는 5.7%였으며 다른 피부암이 동시에 발견된 경우가 4.5%였습니다. 2008년부터 2016년까지의 국민건강보험자료를 이용한 연구를 보면 광선각화증의 발생률은 2008년 10만명당 6.86에서 2016년 17.96으로 2.5배 증가하였고 점점 늘어나는 추세였으며 주로 60-70대 나이에서 발생률이 높았습니다.

5) 광선각화증의 치료와 예후는 어떤가요?

앞서 설명한대로 광선각화증은 피부조직검사상 표피의 세포 모양의 변성이 보이지만 아직은 피부암이 아닌 전암병변입니다. 그러나 치료를 하지 않고 방치하는 경우에는 피부 깊이 침투하는 진짜 피부암으로 진행할 수 있으므로 조기에 치료를 받는 것이 바람직합니다. 치료 방법은 병변의 수와 크기 외에도 조직검사에서 나타난 조직형태, 그리고 의사의 선호도에 따라 그리고 치료 후의 미용적인 결과도 고려하여 선택하게 됩니다. 크기가 작은 경우 액화질소를 이용한 냉동요법이 선호되며, 전기소작술, 이산화탄소 레이저 및 소파술을 통해 물리적으로 병변을 제거하는 방법이 보편적 입니다. 하지만 병변이 크거나 수가 많은 경우, 부위가 넓을 때는 5-플루오로우라실(5-fluorouracil) 크림 또는 이미퀴모드(imiquimod) 국소 도포가 효과적이라는 보고가 있으며 광역동치료(photodynamic therapy) 또한 도움이 됩니다.

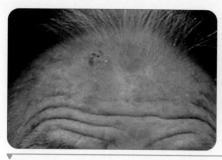 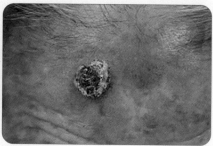

그림 3. 이마의 광선각화증에서 발생한 편평세포암

6) 광선각화증을 예방할 수 있는 방법이 있나요?

피부암을 예방하기 위해 대부분의 피부과 전문의들이 가장 먼저 추천하는 것은 자외선 차단입니다. Tretinoin 크림을 바르는 것도 광선각화증의 치료와 예방에 효과적으로 사용되는 방법입니다.

참/고/문/헌

1. 서기석, 이진우, 전영승 등. Methly 5-aminolevulinic Acid와 Red Light를 이용한 국소 광역동요법의 광선각화증에 대한 치료효과. 대한피부과학회지 2009; 47:633-640.

2. 이호준, 윤숙정, 이지범 등. 한국인 건선환자에서 광선치료에 의해 발생한 다발성 광선각화증. 대한 피부과학회지 2017; 55(1):81-82.

3. 장성남, 전수일, 김수남 등. 광선각화증에 대한 임상 및 병리조직학적 소견-대한피부과학회 피부병리 연구분과위원회 공동연구. 대한피부과학회지 1997; 35:931-939.

4. 정소영, 홍순권, 서종근 등. 광선각화증에서 비정형세포층의 두께 및 조직학적 아형에 따른 Blue light를 이용한 ALA-PDT의 치료효과 비교. 대한피부과학회지 2012; 50:101-105.

5. Joong Woon Choi, Dong Woo Suh, Bark Lynn Lew 등. Development of Squamous Cell Carcinoma from Actinic Keratosis after Ingenol Mebutate Gel Use. 대한피부과학회지 2019; 57(2):89-93.

6. Kyungduck Park, Jung Min Bae, Kee Yang Chung 등. Incidence and Prevalence of Skin Cancers in South Korea from 2008 to 2016 A Nation-Wide Population Based Study. Annals of Dermatology 2022; 34(2):105-109.

4

보웬병

| 최지웅 |

1) 보웬병이란 무엇인가요?

보웬병(Bowen病, Bowen disease)은 미국의 피부과 의사인 John Bowen (존 보웬)이 1912년에 처음 기술하였습니다. 이는 편평세포암이 되기 직전의 상태로, 암세포들이 피부 깊은 층인 진피 내로 들어가지 않고 표피 전층에 걸쳐 분포하고 있는 상태를 말합니다. 과거에는 광선각화증과 같이 피부암전구증으로 분류하였으나, 현재는 상피내 편평세포암으로 분류하고 있습니다. 백인들은 주로 햇빛에 노출되는 부위인 머리, 목, 팔다리에 많이 생기지만, 동양인에서는 햇빛 노출부에 발생하는 비율이 적으며 몸통에도 비교적 잘 생깁니다. 3-5%의 보웬병은 편평세포암으로 진행할 수 있고, 특히 성기에 생기는 경우에는 피부암으로 진행하는 비율이 10% 가까이 됩니다. 보웬병은 60대 이상 고령에서 주로 발생하며, 남녀에서의 발생빈도 차이는 거의 없습니다. 백인에서는 10만명을 1년간 관찰할 때 60-70명 가량 생긴다고 하며, 국내에서는 2명 전후로 보고하고 있습니다.

2) 보웬병은 왜 발생하나요?

보웬병의 원인으로 가장 중요한 것은 자외선으로 인한 피부손상이기 때문에 자외선의 노출이 많고 강한 나라에서 발생빈도가 높습니다. 또한 발생한 환자들을 보면 남자들은 대개 머리와 목에, 여자들은 다리와 볼에 흔하게 나타납니다. 다른 발생 원인으로는 비소중독, 방사선치료, 인간유두종 바이러스 감염 등이 있고, 암세포의 유전자 돌연변이가 동반하는 경우도 많습니다.

3) 보웬병은 어떻게 보이고 어떤 모양이 나타나나요?

대부분은 하나의 병변으로 나타나고, 일부에서는 두 개 이상의 병변으로 나타납니다. 보통 인설(비늘)이 있으면서 붉거나 분홍색을 띠는데, 경계가 뚜렷한 판으로 나타나며(그림 1) 천천히 커질 수 있습니다. 처음에는 편평하지만 시간이 지날수록 결절이 생기고 사마귀처럼 울퉁불퉁해지며 두꺼운 병변은 회색이나 갈색으로 보이기도 합니다(그림 2). 대개

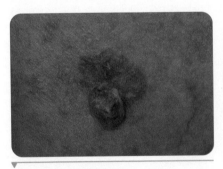

그림 1. 얼굴에 발생한 보웬병

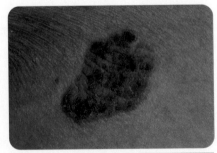

그림 2. 다리에 발생한 보웬병

증상은 없지만 큰 병변의 경우에 가려움증을 동반하기도 합니다. 피부의 변화가 크지 않을 때는 습진과 구별이 어렵기 때문에 일반적인 습진 치료에 반응이 없는 경우에는 보웬병을 생각해 보고 조직검사로 확인해 보아야 합니다.

4) 보웬병은 어떻게 진단하나요?

육안으로 보웬병이 의심되면 확진을 위해 조직검사를 해야 합니다. 조직검사 소견을 보면 피부의 가장 바깥 층인 표피에 비정상적인 피부각질세포들이 가득 들어있는 것을 볼 수 있습니다. 이는 정상적인 성숙(maturation)이 과정을 거치지 않은 세포로, 편평세포암에서도 볼 수 있습니다.

5) 보웬병의 치료와 예후에 대하여 알려주세요.

보웬병의 최대 5% 정도가 편평세포암으로 진행할 수 있습니다. 더욱이 얼굴을 비롯하여 미용적으로 중요한 위치에 발생하는 경우가 많아 진단 후에는 적극적으로 치료를 시작하는 것이 좋습니다. 종양의 위치, 크기, 나이, 치료 비용 등 여러 변수를 고려하여 환자에게 가장 적합한 치료 방법을 선택하게 됩니다. 가장 기본적인 치료법은 외과적 절제술로서 병변의 경계로부터 3-5 mm 가량 여유를 두고 절제하는 광역절제술, 모스수술 등이 있고, 그 외에 전기소작술, 소파술, 냉동요법 등을 해 볼 수 있습니다. 바르는 치료제로는 5-플루오로우라실(5-fluorouracil), 이미퀴모드(imiquimod)가 있고, 병변이 매우 넓은 경우에는 2020년부터 건강보험 적용이 가능한 광역동치료(photodynamic therapy) 및 방사선치료도 고려해 볼 수 있습니다. 예후는 양호하며 잘 치료된 경우라면 전이하지 않습니다. 병변이 여러 개 있는 경우나 재발한 경우 혹은 다른 피부암이 함께 존재하는 경우에는 치료 후에도 주기적인 경과 관찰이 필요합니다.

참/고/문/헌

1. 대한피부과학회 교과서 편찬위원회. 피부과학. 개정 7판. McGrowHill. 2020. 729.
2. Ann Dermatol. 2022 Apr; 34(2): 105-109.
3. Dermatol Surg. 2019 Nov; 45(11): 1353-1358.

5

기저세포암

| 김일환 |

1) 기저세포암

기저세포암(基底細胞癌, Basal cell carcinoma)은 표피의 가장 아래층인 기저세포층 또는 피부의 부속기관, 특히 모낭을 구성하는 세포가 악성화한 종양으로 인체에서 발생하는 암 중 가장 흔한 암입니다.

대부분 나이 많은 노인에서 발생하며 주로 얼굴과 같은 햇빛에 쉽게 노출되는 부위에서 잘 발생합니다. 가장 잘 발생하는 부위는 얼굴이며, 그 다음이 머리, 몸통, 목 순입니다. 얼굴을 좀 더 세분화하여 본다면 얼굴 중앙 부위인 코, 뺨, 눈꺼풀, 이마 등에 가장 흔하게 많이 발생합니다. 그 외 유두, 음경, 음낭, 외음부, 항문 주위, 팔과 다리 등에서도 생길 수가 있지만 드문 편이고, 손발 바닥 및 점막에는 거의 발생하지 않습니다.

햇빛 노출 부위인 얼굴과 머리 피부에 85% 정도가 발생하는 것으로 보아 자외선이 기저세포암의 발생에 가장 중요한 요인으로 생각됩니다. 특히, 자외선에 꾸준히 일정량 노출되는 것보다 간헐적이라 하더라도 짧고 과다하게 노출되는 것이 더 위험합니다. 또한 햇빛에 잘 타지 않는 하얀 피부를 가진 사람, 금발인 사람, 소아기에 주근깨가 있던 사람, 피부암의 집안 내력이 있는 사람에게 기저세포암이 발생할 위험이 더 높습니다. 자외선 외에도 화상 또는 외상으로 인한 흉터, 방사선을 조사받은 부위, 만성적인 궤양이나 흉터 등에서도 드물게 발생합니다. 우물물이나 재래식 환약에 많이 포함되어 있는 비소라는 물질의 섭취 역시 주로 편평세포암을 유발하나, 기저세포암을 발생시킬 수도 있습니다. 출생 시 또는 유아기에 머리 및 얼굴에 발생하는 피지선모반(nevus sebaceus)에서도 사춘기 이후에 드물지만 발생할 수 있습니다(22장 참조). 기저세포암은 발생된 피부 부위에서 아래로 깊이 파고들며 정상 조직을 파괴하는 성질을 보이나 다른 장기로의 전이는 매우 드물어 생명을 위협할 정도로 치명적인 경우는 거의 없습니다.

2) 기저세포암의 증상과 분류

기저세포암은 일반적으로 통증이나 가려움 등의 자각 증상은 없고 초기에 약간 볼록하게 나온 검은색이나 흑갈색의 결절성 병변으로 나타나는 경우가 많습니다. 한국인의 경우 초기에는 '검은 점'이라고 착각하기 쉬우나(그림 1) 병변이 진행함에 따라 일반적인 '검은 점'과 구분되는 특징이 나타납니다. 특징적인 임상적 형태와 모양에 따라 크게 5가지로 분류됩니다(그림 2).

(1) 색소성 기저세포암(그림 1)

한국인에서 가장 흔히 관찰되는 형태(60-90%)로 함유하고 있는 멜라닌색소의 양에 따라 갈색 또는 검은색으로 보입니다. 처음에는 검은 점과 감별해야 하고 진행하면 악성흑색종과 비슷해 보일 수 있어 더모스코피와 조직검사를 통한 확인이 필요한 유형입니다.

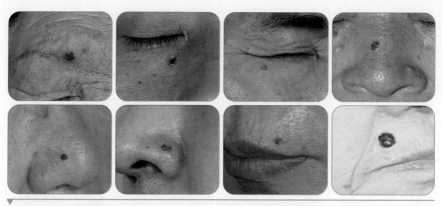

그림 1. 점과 유사하게 보이는 한국인 얼굴(눈, 코, 입 주위)의 색소성 기저세포암

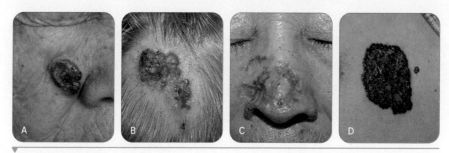

그림 2. 기저세포암의 다양한 임상 양상

(2) 결절궤양성 기저세포암(그림 2의 A, B)

서양인에서 가장 흔한 임상 형태(50~79%)이나 한국인에서는 두번째로 흔하며 얼굴과 머리 같은 햇빛 노출 부위에 잘 발생합니다. 밀랍 모양으로 반투명하고 표면에 실핏줄의 확장이 있는 작은 덩어리로 시작합니다. 덩어리가 서서히 자라면서 중앙 부위에 피부가

헐기도 합니다. 피부가 헌 부위가 넓어지고 주변은 진주로 둥글게 둘러 놓은 듯이 테두리에 싸여 있는 모양을 보이기도 합니다. 크기가 큰 경우에는 피부 속 깊이 침윤하여 인접해 있는 코, 귀, 눈꺼풀 등을 파괴하여 미용적으로, 기능적으로 문제를 일으킬 수 있습니다.

(3) 국소피부경화증 모양 또는 경화성 기저세포암(그림 2의 C)

표면이 매끄럽고, 편평하거나 또는 약간 낮거나 반대로 약간 높을 수도 있으면서, 상아색의 색조를 띠고 흉터와 유사한 단단한 판을 형성하는 유형을 말합니다. 주로 얼굴에 발생하며 표면에 궤양은 드물고 실핏줄의 확장을 보입니다. 눈으로 보이는 병변의 경계가 불분명하기 때문에 수술적 제거 시 동결절편으로 병변의 경계를 확인해야 하며 기존 수술 치료로는 재발률이 높아 처음부터 모즈미세도식수술을 적용합니다.

(4) 표재성 기저세포암(그림 2의 D)

한 개 또는 몇 개의 반이 홍반과 인설을 동반하고 암의 침윤 깊이는 비교적 얕으면서 주로 원심성으로 주변부로 퍼지는 성질을 가지는 유형입니다. 병변의 일부에서 궤양이나 딱지가 간혹 관찰되기도 하며 중심부에는 매끄러운 위축성 흉터를 보이기도 합니다. 주로 몸통과 팔다리에 발생하며 한국인에서는 약 10% 정도 차지하고 백인과 달리 검은색의 판 형태로 내원합니다.

(5) 섬유상피종

Pinkus에 의해 처음 기술되었고 조직학적으로 독특한 형태를 가지는 드문 아형으로 한국인에서도 약 1~2% 빈도를 차지하는 것으로 보고되었습니다. 몸통 하부, 특히 허리 엉치 부위에 주로 생기고, 표면이 부드러우면서 붉은색을 약간 띠는 반구형 모양의 뾰루지 형태로 보입니다.

3) 한국인의 기저세포암

우리나라에서 전국적인 조사와 통계가 확립된 1980년대 이후부터의 보고에서 전체 피부암 중 기저세포암이 가장 흔하며, 차지하는 비율은 약 50%로 기저세포암이 편평세포암보다 1.25배 혹은 2배 정도 더 많은 것으로 보고되었습니다. 백인에서는 10만 명당 422명이 발생하며 모든 암을 통틀어 가장 흔하게 발생하는데 미국에서 진단되는 모든 암의 약 25% 정도를 차지하며 1년마다 100만 명 이상의 새로운 환자가 발생합니다. 전 세계적으로는 기저세포암의 발생률이 1년에 3~10%씩 증가한다고 합니다. 동양인에서의 기저세포암은 백인보다는 드물게 발생하는 것으로 알려져 있으나 1968~2006년 사이에 발생한 기저세포암에 대해 조사 결과 발생률이 점차 증가했으며 60대 이상의 고령 인구에서 가장 증가했습니다.

한국인에서 발생하는 기저세포암의 특징을 알아보기 위해 기저세포암 환자 1,038명을 분석한 결과, 기저세포암의 발생 연령은 40세 이상이 대부분이었고 60대에서 가장 많았습니다. 미국, 호주 등 백인에서는 남자에게 좀 더 많이 발생하나 국내에서는 남녀 간 발생 빈도의 차이는 없었습니다. 기저세포암의 발생 부위는 얼굴에서 전체의 약 85% 정도가 발생하였으며, 특히 얼굴 중앙 부위인 코, 뺨, 눈꺼풀, 이마에 많이 발생하였습니다. 얼굴 외의 부위로는 두피, 몸통, 다리, 목, 팔의 순서로 많이 발생하였습니다. 가장 특징적인 소견은 기저세포암의 발생 초기부터 멜라닌 색소를 함유하여 점과 매우 유사하게 보입니다(그림 1). 최근 연구에서 기저세포암 병변에서 색소가 차지하는 비율이 낮을수록 악성도가 높고 모즈미세도식수술 단계가 높아지는 것으로 보고되었습니다. 따라서 색소가 명확한 초기 병변을 조기에 진단하여 제거하는 것이 가장 중요합니다.

우리나라에서 피부암에 대한 인식은 피부과 전문의를 제외하고 의료인과 일반인에서 낮습니다. 따라서 병변이 진행된 후나 부적절한 치료를 받고 재발하여 피부과에 오는 경우가 흔합니다. 기저세포암이 주로 얼굴에 발생하면서 국소적이지만 지속적으로 침범된 부위의 조직을 파괴하는데 특히, 재발한 경우 암세포가 좀 더 공격적인 아형으로 변해 더 깊이 침범하므로 치료가 늦어지면 수술이 어려워지고 수술 후 큰 흉터가 생기는 것은 물론 눈, 코, 입과 같은 미용적 기능적으로 중요한 부위에서 문제를 유발하게 됩니다. 눈 및 입의 운동, 표정을 짓는 운동을 담당하는 신경이나 근육이 암 자체에 의해 또는 수술 중에 손상되어 그에 해당하는 기능적인 문제가 유발될 수도 있습니다. 특히, 최근에는 점 제거 목적의 미용 레이저 시술을 쉽게 받을 수 있어서 피부암을 검은 점으로 오인하여 레이저로 치료하여 진단이 늦어지는 경우, 또는 확실한 진단 없이 병변을 수술적으로 단순 제거하였으나 불완전 제거로 다시 재발하는 경우가 흔히 발생하는데 이런 경우 더 늦게 발견되고 더 깊은 층까지 침범해서 더 심각한 미용적 및 기능적인 후유증을 일으킬 가능성이 높습니다. 따라서 위에 기술한 문제점을 해결하기 위해 한국인의 기저세포암의 특성에 대한 일반인 교육이 더욱 절실히 요구됩니다.

3) 기저세포암의 진단

초기 병변인 경우 대부분 구별이 쉽지 않으며 특히 우리나라 사람에서는 검은 점으로 착각하기 쉽습니다(그림 1). 최근에는 일반 피부확대경과 달리 피부 표면에 직접 접촉하여 표피 및 진피 소견을 보다 자세히 관찰할 수 있는 특수 기구인 더모스코프(dermoscope)를 이용하는 검사(그림 3, 4)가 도입되었는데, 단순히 눈으로 관찰하는 것보다 확대 및 편광 모드 등이 포함되어 더 정확한 많은 정보를 얻을 수 있습니다. 그 동안의 연구를 통해 더모스코피를 통해 조직검사를 하지 않고도 기저세포암을 진단할 수 있는 진단적 특이

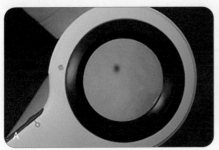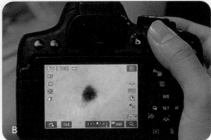

그림 3. A. 일반 피부확대경 진찰. B. 더모스코피의 모습

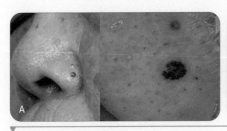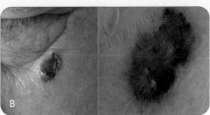

그림 4. 기저세포암의 임상 사진과 더모스코피 사진

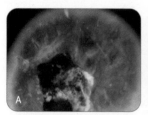
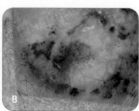
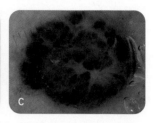

Ulceration, Arborizing/branched vessels, Blue–gray nest, globules, etc

Ulceration, Blue–gray nest, globules, dots

Black Blue–white globular nodule

그림 5. 한국인 기저세포암에 흔한 더모스코피 진단적 소견 : 색소, 혈관, 구조물 등 A. 궤양, 수지상 혈관들, 회색, 갈색, 청색, 흑색의 점이나 둥근 모양의 병변들. B. 다발성 미란, 궤양, 청색, 갈색의 점이나 둥근 모양의 병변들. C. 흑색, 청백색의 결절

소견들도 잘 연구 정리되어 있습니다(그림 5). 또한 조직검사가 불필요한 양성 병변들을 더 잘 감별해 낼 수 있어 얼굴 등의 병변에서 더욱 유용하게 사용되고 있습니다. 따라서, 현재 기저세포암의 진단 과정은 임상적으로 의심 병변에 대해 일차적으로 피부과 전문의의 임상적 판단과 더모스코피를 통한 면밀한 관찰을 한 후 조직검사로 확진하는 과정으로 진행합니다.

4) 기저세포암의 치료

치료의 목적은 종양을 완전히 제거하면서 기능적으로나 미용적으로 최적의 결과를 얻는 것입니다. 치료 방법은 크게 수술적 치료와 비수술적 치료로 나눕니다. 수술적 치료로는 외과적 절제술, 모즈미세도식수술, 소파 및 전기소작술, 냉동수술 등이 있고, 비수술적 치료로는 방사선치료, 국소 항암화학요법, 광역동치료 등이 있습니다. 기저세포암의 치료를 어떤 방법으로 할지 선택할 때 환자의 나이, 발생 부위, 병변의 크기, 조직학적 형태, 재발 유무 등을 종합적으로 고려해야 합니다. 크기가 크고 공격적인 조직형이거나, 재발 위험이 높고 얼굴의 주요 부위 주변에 발생하거나, 또는 젊은 나이에 발생한 경우일수록 완치율이 높은 모즈미세도식수술을 주로 선택하게 됩니다. 각각 치료 방법의 더 자세한 내용은 이 책의 3부 '피부암의 진단, 치료와 예방' 편에 잘 기술되어 있습니다.

기저세포암의 치료 목표는 종양의 완전 제거와 눈/코/입/귀 등의 기능 손상을 최대한 예방하고 미용적으로도 받아들일 수 있을 정도의 결과를 도출하는 것입니다. 이런 목적을 달성하기 위해 치료법을 선택할 때 가장 중요하게 고려할 점은 완전제거율과 재발 위험도를 평가하는 것입니다. 즉, 종양의 위치와 크기에 따라 저위험군과 고위험군의 임상적 조직학적 특성을 확인하여 구별하고 각군에 따른 치료방향을 결정합니다(표 1). 저위험군에서는 병기를 결정하기 위한 검사는 필요하지 않습니다. 외과적 절제술이 주 치료법이며 절제 범위는 종양 경계로부터 4 mm까지 정상 조직을 포함하여 제거합니다. 고위

표 1. 기저세포암의 저위험군과 고위험군

저위험군	고위험군
몸통, 팔다리의 2 cm 미만의 크기	몸통, 팔다리의 2 cm 이상의 크기 뺨, 이마, 두피, 목, 머리, 손, 발, 성기, 정강이, 항문 주위에 위치
명확한 경계	불분명한 경계
원발암	재발암
정상면역자, 이전에 방사선치료 과거력이 없는 부위	면역저하자, 이전에 방사선 치료 과거력이 있는 부위
결절형, 표재성	침윤형, 미세결절형, 경화형, 기저편평형, 암육종성 분화를 보이는 조직소견
신경주위침범이 없음	신경주위침범이 있음

험군에서는 영상의학적 검사와 광범위 수술을 시행합니다. 고위험군 기저세포암은 편평세포암과 유사한 임상적 조직학적 특징 -분명하지 않은 종양의 경계선, 재발 병변, 면역억제, 선행된 방사선치료 경험, 신경주위 침범, 공격적인 병리조직학적 소견 등-을 보입니다.

기저세포암의 크기가 몸통과 사지의 경우 20 mm 이상이면 고위험군으로 분류하는데 측정할 때 주의할 점은 종양 자체와 종양 주위에서 관찰되는 홍반까지가 정확한 종양의 크기입니다.

(1) 외과적 절제술

피부암 병변 주위의 정상 피부를 일부 포함(0.5-1.0 cm)하여 종양을 제거하는 방법으로 가장 흔히 사용되는 치료 방법입니다. 아시아인의 색소성 기저세포암의 경우 경계부 정상 피부를 좁게(3-4 mm) 제거하여도 병변의 완전제거율이 높다고 보고되었습니다. 따라서 저위험군에서 가장 널리 선택되어 사용되는 치료법입니다. 그러나 눈이나 코 주위와 같이 미용적으로 중요한 부위, 고위험군, 국소 재발을 반복하는 경우 등에서는 수술 중 경계부 동결절편법으로 잔존 암세포를 확인하는 것이 매우 중요하며 모즈미세도식수술을 고려해야 합니다.

(2) 모즈미세도식수술

모즈미세도식수술(Mohs micrographic surgery)은 육안으로 보이는 피부암의 경계 부위로부터 가능한 정상 조직을 적게(2 mm) 제거하면서 제거된 조직에서 암세포의 잔존 여부를 현미경 하에서 확인해 그림이나 사진으로 제작한 도식과 비교하여 잔존 암의 위치를 확인하고 그 부위를 다시 절제하여 완전히 제거될 때까지 반복하는 수술법입니다. 이 방법은 기존의 수술적 방법보다 치료 성공률이 높고 재발율이 가장 낮으며(국내 0-0.7%), 발생 부위가 기능적 및 미용상 중요한 눈, 코, 귀 혹은 그 인접부인 경우 정상 조직을 최대한 보존할 수 있다는 장점이 있습니다. 그러나 미국과 달리 국내에서 모즈미세도식수술을 시행하려면 동결 절편 판독을 위한 병리과와의 사전 교육과 협조가 필요하고 모즈 관련 술기에 숙련된 기술을 겸비한 의료 인력(피부과의사, 병리과의사, 병리 기사 등)과 추가 장비가 필요하며 그에 따른 비용 증가, 긴 수술 과정 등의 단점도 있습니다.

(3) 소파 및 전기소작술

소파 및 전기소작술은 국소 마취 하에서 피부를 소독한 후 실시합니다. 먼저 보이는 종양을 큐렛(소파기)으로 종양의 둘레보다 2-4 mm 정도 바깥쪽까지 긁어냅니다. 다음에 전기 소작기로 정상 조직을 1 mm 정도 더 제거합니다. 이 방법은 1 cm 미만의 종양에서는 효과가 좋고 흉터가 다른 치료법보다 덜 남는다는 장점이 있지만, 의사의 경험과 숙련도에 따라 치료 결과가 달라질 수 있고 치료 후 재발률이 타 치료법 보다 높다는 단점이 있습니다.

(4) 냉동수술

대부분의 피부 악성종양(3 mm 이하 깊이, 2 cm 이하 크기)의 임상 경계 4 mm 이내는 -30℃의 냉동으로 파괴된다고 알려져 있습니다. 간편하게 시술할 수 있는 장점이 있어 주요 부위가 아닌 작은 병변에 시도해 볼 수 있으나, 치료 후 재발률이 비교적 높고 비대 흉터 및 저색소 침착 발생 등의 합병증 가능성이 있으며 또한 치료 후 흉터 발생 시 흉터에 가려져 추후 재발을 발견하기 어렵다는 이유로 흔히 사용되는 방법은 아닙니다. 기저세포암의 경우 간헐적 스프레이로 총 60초간 병변 주위 5 mm까지 냉동시킵니다. 그러나 실제 냉동수술 시 악성종양 병변의 파괴 범위를 정확히 평가하기는 어렵기 때문에 정확한 치료를 위해서는 Thermocouple-tipped needle을 이용해 종양에 삽입하여 측정한 하부온도가 -50℃ 이하가 되도록 하여야 성공할 수 있으며 '이중 냉동-해동 요법'으로 치료합니다.

(5) 방사선치료

방사선치료는 수술하기에는 적합하지 않은 광범위한 병변이거나 환자의 전신적인 건강 상태가 좋지 않은 경우에 적응증이 될 수 있으며 외과적인 수술의 보조요법으로도 시행할 수 있습니다. 이 치료의 장점은 치료 부위가 코, 눈꺼풀, 입술일 때는 조직을 보호할 수 있다는 것이지만 젊은 환자에게는 최우선 치료로 사용되지 않습니다.

(6) 국소도포치료

항암제인 5-플루오로우라실(5-fluorouracil)이라는 약제를 국소적으로 병변 부위에 바르는데 이는 작고 표재성인 병변에 사용될 수 있으나 재발률이 높습니다.

바르는 부위의 면역상태를 조절하여 치료 효과를 나타내는 알다라®(약제명 이미퀴모드, imiquimod)라는 상품명의 크림 제제는 주로 크기가 2 cm 이하인 표재성 기저세포암의 치료에 적용시킬 수 있습니다. 홍반, 미란 및 딱지 형성 등과 같은 피부의 국소 면역반응이 유도되므로 사전에 이에 대한 충분한 설명과 상처관리가 필요합니다. 병변의 깊이가 얕을 때, 수술적 치료를 원치 않거나 시행하기 힘든 경우에 사용합니다.

(7) 그 외 치료법

암세포가 빛에 민감해지는 약제를 바르고 일정 시간이 지난 후에 의료용 빛 치료기나 레이저를 조사해 암세포를 선택적으로 파괴하는 원리를 이용한 광역동치료(photodynamic therapy)는 표재성 기저세포암에 효과적으로 사용될 수 있습니다. 인터페론 국소 주사는 병변의 개수가 많거나 노쇠하고 허약한 환자에게 제한적으로 사용할 수 있습니다. 초고령 환자, 수술 후 기능적 이상이 동반될 확률이 높은 부위 등에서는 비수술적 방법을 사용할 수 있습니다. 기저세포암 자체가 재발률이 낮고 재발해도 수술로 치료할 수 있기 때문입니다.

5) 기저세포암의 재발과 전이

기저세포암은 치료 후 재발 유무를 확인하기 위해 5년간 또는 그 이상 추적 관찰하는 것을 권장하고 있습니다. 기저세포암 환자 1,038명을 분석한 연구 결과, 국내 기저세포암의 재발률은 6.3%였습니다. 재발률은 치료 방법에 따라 차이가 있었는데, 소파 및 전기소작술이 28.6%, 냉동요법 16.7%, 5-FU 국소도포 33.3%, 외과적 절제술이 5.3%였습니다. 가장 재발률이 낮은 치료법은 모즈미세도식수술로 1–2% 정도로 나타났습니다.

재발의 위험이 높은 기저세포암의 경우 모즈미세도식수술을 하는 것이 좋습니다. 대표적인 고위험 기저세포암은 중앙 부위에 위치한 경우, 얼굴의 중앙, 눈 주위, 귓바퀴에 발생한 경우, 크기가 0.6 cm 이상일 때, 뺨이나 이마, 목과 머리에 생긴 경우 1 cm 이상일 때, 그리고 몸통과 팔다리에 발생한 경우 2 cm 이상일 때입니다. 이 외에도 종양의 경계가 불분명한 경우, 종양이 빨리 자라는 경우, 재발한 종양인 경우, 그리고 수술에서 종양을 완전히 제거하지 못한 경우, 조직학적으로 침윤성 유형인 경우도 모즈미세도식수술을 시행하게 됩니다.

기저세포암은 기질 의존성이 높아 타 기관으로 낮은 전이율을 보이나 전이하게 되면 혈관 또는 림프관을 따라 다른 장기와 다른 부위의 피부 및 피하지방층으로도 전이될 수 있습니다. 기저세포암 환자의 예후는 적절한 치료를 한 경우 매우 좋지만, 전이가 된 경우에는 예후가 좋지 않아서 평균 생존기간은 8-10개월 정도입니다. 그러나 다행인 것은 기저세포암의 전이가 0.0028-0.55% 정도로 매우 드물다는 점입니다. 최근 전이성 기저세포암의 생존율을 높이기 위한 신약으로 미국 FDA에 의해 vismodegib과 sonedigib 등이 허가되었습니다. 전이성 기저세포암의 vismodegib 치료율은 약 64.7%입니다. 기존의 치료법에 비해 효과는 뛰어나나 부작용이 심하며 국소진행성 기저세포암에서 치료효과에 대한 신뢰할 만한 결과가 아직 부족합니다.

6) 기저세포암의 예방

피부암의 발생에서 가장 중요한 원인으로 알려진 자외선으로부터 피부를 보호하는 것이 주 예방법입니다. 유색인종인 한국인의 경우 백인과 달리 유멜라닌이 생성되어 자외선에 의한 피부세포의 손상과 유전자 돌연변이를 막아주는 역할을 합니다. 그러나 유색인종이라 하더라도 장기간 또는 과도한 자외선에 무방비로 노출됨으로써 나이가 들면서 광노화가 촉진되고 피부암 발생 위험이 증가합니다. 따라서 일반인들을 대상으로 젊어서부터 피부암 예방을 위해 자외선차단제의 올바른 사용에 대한 교육과 조기발견을 위한 자가검진 등의 교육이 필요합니다. 한국인의 피부암은 서양인과 달리 다발성 병변보다 단

발생인 경우가 많고 초기 변화가 미미하고 점과 유사하며 특별한 자각증상이 없습니다. 그러므로 본인 스스로 몸의 병변을 눈으로 직접 확인하고 변화를 살피는 습관과 초기에 의심되는 변화의 소견이 관찰될 경우 피부과 전문의를 찾아가 진료를 받는 것이 중요합니다. 이에 대한 자세한 내용은 이 책의 '피부암의 치료 및 예방' 편에 잘 기술되어 있습니다.

참/고/문/헌

1. 김주원, 오칠환, 김일환. 기저세포암의 안면부 미용적 단위별 병리조직학적 아형 분포에 관한 연구. 대한피부과학회지 2000; 38:31-37.

2. 노기웅, 서수홍, 손상욱 등. Subclinical Infiltration of Basal Cell Carcinoma in Asian Patients: Assessment after Mohs Micrographic Surgery. Ann Dermatol 2011; 23:276-281.

3. 대한피부과학회 교과서 편찬위원회. 피부과학. 개정 7판. McGrowHill. 2020.

4. 송은섭, 조백기, 김시용 등. 한국인에서의 기저세포암이 임상 및 병리조직학적 연구. 대한피부과학회지 2000; 38:762-781.

5. 좌승욱, 김문범, 고현창, 김성준, 오창근, 권경술, 김병수. 한국인 색소성 기저세포암의 Dermoscopy 소견. 대한피부과학회지 2007; 45(7):659-665.

6. Narrow-margin excision is a safe, reliable treatment for well-defined, primary pigmented basal cell carcinoma: an analysis of 288 lesions in Japan. J Eur Acad Dermatol Venereol. 2015; 29: 1828-1831.

7. NCCN Guidelines Version 2.2022 Basal Cell Skin Cancer.

8. Pigmentation of basal cell carcinoma is inversely associated with tumor aggressiveness in Asian patients. HR Moon, TJ Park, KW Ro, SH Seo, SW Son, Il-Hwan Kim. JAAD 80(6), P1755-1757, 2019.

6
편평세포암

| 박항준 |

1) 편평세포암이란 무엇인가요?

편평세포암(扁平細胞癌, Squamous cell carcinoma)은 표피를 이루고 있는 각질형성세포에서 유래하는 악성 종양입니다. 대표적인 비흑색종피부암(nonmelanoma skin cancer, NMSC)의 하나로 기저세포암에 이어 두 번째로 흔하고 면역 억제된 장기이식 환자에서는 가장 흔한 피부암입니다.

2) 편평세포암의 전반적인 특징에 대하여

(1) 발생률

자외선 노출과 관련된 상황, 즉 실외 활동의 증가, 노령인구의 증가, 오존층 감소와 같은 유해환경조성 등과 함께 피부암에 대한 일반인의 관심 증가로 발생률은 계속 높아지고 있습니다. 국내 통계를 바탕으로 산출한 편평세포암 발생률은 인구 10만명당 1999년 0.8에서 2019년 1.6으로 증가하였고, 2050년에는 3.3이 될 것으로 예측하고 있습니다.

(2) 나이별 성별 특징과 호발부위

나이 듦에 따라 발생률도 증가하는데 환자군의 평균나이는 60대 후반이고 남자에서 많이 발생하나, 최근 여성 발생률이 가파르게 상승하여 여성 환자의 비중이 커지고 있습니다. 호발부위는 태양광선 노출부위인 얼굴, 아래팔, 손등, 입술, 귀 등입니다.

(3) 지리학적 요인

위도가 낮아 적도에 가까울수록, 또한 해발고도가 높을수록 편평세포암의 발생률이 높아지는데 이는 자외선 조사와 관계가 있습니다. 자외선 노출에 대한 민족성도 영향을 주어 자외선 노출이 많은 호주에서 상대적으로 노출이 적은 영국에 비해 더 흔하게 발생합니다.

(4) 인종적 요인

미국계 흑인들이 백인에 비하여 약 30배 가량 발생률이 낮은데 이는 자외선과의 관련성을 보여주는 것으로 피부멜라닌의 자외선에 대한 보호효과를 짐작할 수 있습니다.

3) 편평세포암은 어떻게 발생하나요?

편평세포암 발생과 밀접한 두 요소로는 전암병변(암전구증)과 몇 가지 위험인자가 있습니다.

(1) 전암병변

편평세포암의 전암병변에는 광선각화증과 보웬병(상피내암)이 대표적이며 이를 치료하지 않으면 편평세포암으로 진행합니다.

(2) 위험인자

가장 중요한 위험인자는 자외선으로 자외선의 누적 노출량이 관계됩니다. 백색피부, 태양광선 노출부위, 만성 광손상 부위 등에서 잘 발생되고 일광욕이나 인공선탠을 즐기는 습성도 크게 기여합니다. 기타 위험인자로는 산업폐기물에서 발생되는 다양한 화학물질들과 비소 같은 발암물질, 이온화방사선, 면역억제나 장기이식, 사람유두종바이러스(HPV) 감염, 만성 피부궤양과 화상흉터 같은 만성 피부손상, 몇몇 유전성 피부질환과 자외선에 취약한 유전적 소인 등이 있습니다.

4) 편평세포암의 증상은 어떤가요?

초기에는 작고 다소 융기된 병변으로 시작하여 천천히 크기가 커지고 단단해집니다. 살색이나 붉은색을 띠는 돌출성 결절, 사마귀 모양, 궤양형성 등 다양한 형태를 보입니다. 궤양은 병변 중심부에 위치하고 쉽게 출혈되어 딱지가 앉기도 합니다 (그림 1, 그림 2). 입술에서는 윗입술보다 아

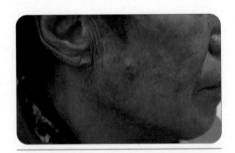

그림 1. 뺨의 편평세포암. 비교적 초기 병변으로 단단한 살색 결절로 보임

랫입술에 더 호발하는데, 대개 전암병변인 광선입술염이 선행합니다. 건조한 입술, 작은 균열, 결절, 궤양 등으로 나타나며 타 부위에서보다 전이율이 높으므로 주의해야 합니다 (그림 3).

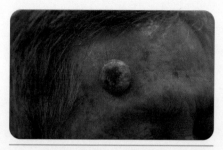 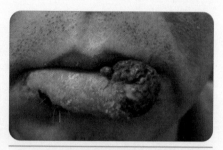

그림 2. 이마의 편평세포암. 많이 진행된 병변으로 중앙에 궤양을 형성하였고 크기 상으로(>1 cm, 이마) 고위험암임.

그림 3. 아랫입술의 편평세포암. 아랫입술 전체에 전암병변인 광선입술염이 보이고 편평세포암이 속발하여 큰 결절을 형성함(목의 국소림프절로 전이 동반).

5) 편평세포암의 진단에 대하여

(1) 진단

편평세포암의 진단은 조직검사로 합니다. 의심 병변이 있으면 반드시 조직검사를 받아야 합니다.

(2) 고위험암

병변의 임상 양상과 조직학적 소견을 바탕으로 저위험암과 고위험암으로 나뉘는데, 고위험암은 표 1에 나와있습니다. 이중 침윤이 깊은 병변은 재발 및 전이와 관계 있고, 병변이 크면 사망위험도가 증가합니다. 귀에 발생한 병변은 재발율이 높고, 입술 병변은 국소림프절로의 전이율이 높습니다. 이처럼 고위험암은 진행이 빠르거나 재발과 전이를 잘 일으키므로 보다 확실한 치료와 경과관찰이 필요합니다.

표 1. 고위험도 편평세포암

직경 > 2 cm (몸통, 사지), > 1 cm (뺨, 이마, 두피, 목, 정강뼈 앞)
얼굴 중앙부, 턱, 입술, 코, 눈 주위, 귀, 생식기, 손발에 위치한 경우
병변의 경계가 모호한 경우
재발된 편평세포암
면역억제 환자
방사선조사 혹은 만성 염증병변 부위
종양의 성장속도가 빠른 경우
신경학적 증상 동반
종양의 침윤 깊이 > 6 mm 혹은 피하지방층 침범
세포분화도가 낮은 미분화 종양
조직소견상 샘모양, 결합조직증식, 방추세포형, 화생(metaplastic) 아형
신경주위, 림프관 혹은 혈관 침범

---

(3) 병기설정

병기는 암의 상태가 어떠한가를 나타내는 용어로 병변의 조직학적 소견, 국소림프절 침범 여부, 다른 장기로의 전이 여부를 따져 정하는데 피부 림프절 촉진검사, 초음파 혹은 CT 등의 영상의학적 검사, 감시림프절 생검과 같은 검사가 필요합니다. 고위험암에서는 대개 병기설정을 시행하며 이로써 치료방침 결정과 예후추정에 도움이 됩니다.

6) 편평세포암의 치료는 어떻게 하나요?

편평세포암은 국소재발이 흔하므로 치료 시 주변조직의 기능보존과 미용적인 면도 고려해야 하나 병변의 철저한 제거가 무엇보다도 중요합니다.

(1) 수술적 치료

수술적 제거가 1차 치료법입니다. 수술방법으로는 단순외과적절제술보다는 모즈미세도식수술(Mohs micrographic surgery)이라는 높은 완치율과 낮은 재발률을 보이는 방법이 추천되고 있습니다. 국소림프절 침범 시에는 림프절을 모두 제거하고 그 부위에 방사선조사를 시행합니다.

(2) 비수술적 치료

일부의 저위험암에 대해 시행하기도 하는데 국소항암제 도포나 병변내 주사, 소파 및 전기소작술, 냉동요법, 광역동치료, 단순외과적절제술, 방사선치료 등이 있습니다. 방사선치료는 단독보다는 수술 후 보조요법으로 고위험암의 재발방지를 위해 주로 사용합니다. 단, 고령이나 전신상태가 좋지 않아 수술이 어려운 경우에는 단독요법을 고려해볼 수 있습니다.

(3) 치료 후 관리

편평세포암에서 국소재발이나 전이는 환자의 70-80%에서 최초 진단 후 2년 내에 일어나므로 모든 환자는 치료 후 정기적으로 충분한 기간 동안 추적관찰이 필요합니다.

7) 편평세포암의 예후는 어떤가요?

대다수의 편평세포암은 저위험암이고 조기에 발견하여 치료하면 완치율이 높습니다. 그러나 불충분 치료 시 국소재발을 할 수 있고 이는 국소림프절로의 전이를 동반할 수 있어 예후가 불량합니다. 편평세포암의 전이는 대부분 국소림프절인데 5년 전이율은 5% 정도이고 장기이식 등 면역억제 시에는 8%로 높아집니다. 또한 한번 발생한 환자에서 3년 내 두 번째 편평세포암 발생률은 18% 정도인데 이는 일반인구에서 첫 번째 편평세포암 발생률에 비해 약 10배나 됩니다. 따라서 조기발견 및 적절한 치료가 생존율 향상에 매우 중요합니다.

8) 편평세포암을 예방하기 위해서는 어떻게 해야 하나요?

편평세포암은 잘만 대처하면 충분히 예방이 가능합니다. 이를 위한 중요한 두 가지 방법은 자외선으로부터 보호와 전암병변의 치료입니다. 자외선노출을 피하고 자외선 A와 B를 모두 차단하는 높은 지수의 자외선차단제를 올바르게 사용해야 합니다. 또한 정기적인 자가피부관찰을 통해 의심스러운 피부병변이 있으면 조속히 피부과 전문의를 찾아 전암병변이 편평세포암으로 발전하지 못하도록 해야합니다. 장기이식이나 면역억제 등 고위험군의 경우 2차 편평세포암의 발생을 억제하기 위해서 niacinamide나 retinoid제 등의 약물을 전신투여하기도 합니다.

참/고/문/헌

1. 대한피부과학회 교과서 편찬위원회. 피부과학, 개정7판. McGraw Hill, 2000, 619-622.

2. Park K, Bae JM, Chung KY, Yun SJ, Seo SH, Ahn HH, Lee DY, et al. Incidence and prevalence of skin cancers in South Korea from 2008 to 2016: a nation-wide population based study. Ann Dermatol 2022; 34:105-109.

3. Oh CM, Cho H, Won YJ, Kong HJ, Roh YH, Jeong KH, Jung KW. Nationwide trends in the incidence of melanoma and non-melanoma skin cancers from 1999 to 2014 in South Korea. Cancer Res Treat 2018; 50:729-737.

4. 김해련, 나찬호, 신봉석, 최규철, 김민성. 광주, 전남지역의 피부 기저세포암과 편평세포암의 통계학적 고찰 (2006-2010). 대한피부과학회지 2011; 49(12): 1073-1078.

5. 황종익, 김희수, 박훈, 김진우, 유동수. 최근 10년간 주요 피부 악성종양의 통계적 고찰 (2000-2010, 경기동북부지역). 대한피부과학회지 2011; 49(2): 97-105.

7

각질가시세포종

| 변지원 |

1) 각질가시세포종이란 무엇인가요?

각질가시세포종(Keratoacanthoma)은 임상
적으로나 조직학적으로도 잘 분화된 편평세
포암과 유사한 특징을 보이는 질환입니다. 임
상적으로 경계가 명확한 단단한 결절로 나타
나고 중앙부위가 각질로 채워진 분화구 모양
을 보입니다. 얼굴과 같은 햇빛 노출부위에
잘 발생합니다. 그러나 편평세포암과 달리 수

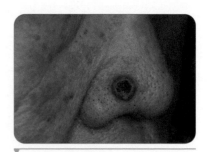

그림 1. 각질가시세포종

주 내에 갑자기 생기고, 발생 후 수개월에서 1년 이내에 저절로 퇴행되기도 합니다.

2) 원인은 무엇인가요?

각질세포종은 50-70세에 호발하고, 90% 이상이 햇빛 노출 부위에 생깁니다. 가장 중
요한 원인은 햇빛 자외선입니다. 그 외에 방사선, 외상, 바이러스 등이 관여한다고 알려져

있습니다. 특정 약물, 특히 *BRAF* (v-raf murine sarcoma viral oncogene homolog B) 억제제인 소라페닙, 베무라페닙 및 다브라페닙 복용의 부작용으로 다발성 각가시세포종이 발생할 수 있습니다.

드물게 보통 염색체 우성으로 유전되는 다발성 각질가시세포종도 있습니다.

3) 각질가시세포종은 어떤 모양인가요?

가장 흔한 증상은 각질가시세포종이 단발성으로 햇빛 노출부위에 생기는 것입니다. 대부분 증상이 없지만 간혹 가려움이 동반되기도 합니다. 3–8주에 걸쳐 갑자기 생기고 커지는 것이 특징입니다. 손톱 밑에 생기면 손톱변형이 발생하고 저절로 없어지지 않으며, 뼈 손상이 초래될 수 있습니다.

4) 진단은 어떻게 하나요?

각질가시세포종은 몇 주안에 갑자기 발생하고 가운데가 분화구 모양을 띄는 특징적인 임상 증상과 조직검사를 통해 확진하게 됩니다.

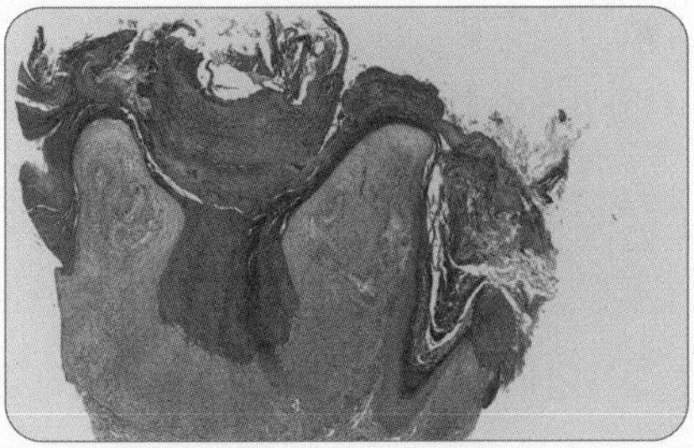

그림 2. 각질가시세포종의 조직검사 소견

조직 검사를 하면 전체적으로 대칭적인 분화구 모양의 상피세포의 증식과 내부로 함입된 각질을 보입니다. 병변이 발생한 단계에 따라 변화된 조직 소견이 관찰됩니다.

초기 증식기에는 표피의 각질이 증식하면서 분화구 모양을 만들고 다수의 유사분열이 세포에서 관찰됩니다.

성숙된 병변에서는 크고 불규칙한 분화구 내에 초기보다는 비정형성이 상대적으로 미약해진 세포들이 관찰됩니다. 다수의 뿔진주(horn pearl)가 관찰되고 대부분은 완전한 각질화가 일어난 상태입니다.

퇴화기에는 증식이 멈추고, 분화구의 아랫부분 세포는 각질화가 일어나고 비정형세포는 거의 관찰되지 않습니다.

5) 편평세포암과 어떻게 감별하나요?

편평세포암과의 감별이 중요한데 편평세포암은 서서히 진행하며 악화되는 점, 저절로 퇴화되지 않는다는 점, 경계가 불분명하다는 점으로 감별이 됩니다.

6) 치료는 어떻게 하나요?

각질가시세포종은 저절로 퇴화되어 없어지기도 하고, 조직검사 후에 퇴화되기도 합니다. 하지만 일부에서는 없어지지 않고 점차 커지며, 주위 조직을 파괴할 수 있기 때문에 치료를 합니다. 치료는 수술적 제거, 방사선치료, 광역동요법, 5-FU 또는 bleomycin 주사요법, 레티노이드, methotrexate, imiquimod 등이 사용 됩니다.

참/고/문/헌

1. 대한피부과학회 교과서 편찬위원회. 피부과학. 개정 7판. McGrowHill. 2020. 623-624.

2. F Fitzpatrick's Dermatology, Ninth Edition, 2-Volume Set (Fitzpatricks Dermatology in General Medicine) 9th Edition. P32, 1908, 1910.

8

비정형색소모반

| 이갑석 |

1) 비정형색소모반이란?

비정형색소모반(非定型色素母斑, Atypical melanocytic nevus)이란 말에서 '색소모반'이란 흔히 말하는 점(點: 모반, nevus)을 뜻합니다. 한편, '비정형'이란 일반적인 점과는 다르다는 의미입니다. 비정형색소모반은 보통의 점과는 뭔가 다르게 보여 안심할 수 없지만 그렇다고 해서 확실히 나쁘다고도 말할 수 없는 점입니다. 한마디로 비정형색소모반은 양성인 점과 악성인 흑색종 사이의 회색지대에 속한다고 여겨집니다.

보통의 점이 점차 악성화되어 흑색종으로 발전하는 중간단계라는 의미에서 이형성 (dysplastic, dys-: 이상異常, -plastic: 형성形性)모반으로 불리기도 하지만, 이에 대해서는 대부분의 흑색종은 비정형색소모반과는 무관하게 생기며 대다수의 비정형색소모반 또한 흑색종으로 진행하지 않는다는 점에서는 논란의 여지가 있습니다. 현실적으로 비정형색소모반이 갖는 의미는 비정형색소모반과 흑색종은 발생원인을 공유하는 경우가 많아 비정형색소모반이 많을수록 흑색종도 발생할 위험이 커져 주의를 요한다는 점, 비정형색소모반과 흑색종이 경우에 따라서는 구분이 아주 힘들어 오진을 할 수 있다는 점입니다.

2) 비정형색소모반은 왜 생기나요?

흑색종이 잘 생기는 집안내력이 있는 환자들을 진찰하다 처음 비정형색소모반을 발견한 것에서 알 수 있듯이, 비정형색소모반의 발생에는 유전적 요소가 크게 관여하고 있습니다. 하지만 아직까지 그 원인이 되는 유전자를 발견하지는 못했습니다. 그리고 동양인이나 흑인보다는 서양인에게 비정형색소모반이 많다는 점에서는 유전적 요소 이외에 자외선 노출이 원인으로 지목되기도 합니다. 사시사철 햇빛에 노출되는 얼굴보다는 몸통에 잘 생기는 것으로 보아 한여름 바닷가에서 빨갛게 될 정도로 심한 일광노출을 하는 것이 더 위험하다고 여겨집니다.

3) 비정형색소모반은 어떤 모양이고 다른 점과는 어떤 차이가 있나요?

비정형색소모반은 맨눈으로 보기에도 심상치 않아 보이는데, 전형적인 점과 비교해보면 이해하기 쉽습니다. 후천적으로 생기는 보통의 점은 비교적 크기가 작고, 모양이 동그랗거나 타원형으로 대칭적이며, 어디까지가 점이고 어디부터 정상피부인지 경계가 분명합니다. 또한 한 가지 색깔을 띠면서, 점이 생긴 직후 일시적으로 커질 수는 있지만 원래의 모양 그대로 커지다가 크기 증가가 멈춥니다. 이와 비교하여 비정형색소모반(혹은 흑색종)의 특징은 소위 ABCDE 규칙(9장 참조)으로 정리할 수 있습니다. 즉, 비정형색소모반은 비대칭적(Asymmetric)이며, 경계(Border)가 불규칙하고 불분명하고, 다양한 색조(Color)를 보이며, 지름(Diameter)이 6 mm 이상입니다. 그리고 점이 끊임없이 변화(Evolution)하고 커지면서 대칭적인 초기의 모습이 사라집니다. 보통 점들은 평평하거나 아니면 가운데가 봉긋하게 솟아오른 둘 중에 하나인 경우가 많은데, 비정형색소모반은 도드라지게 솟아오른 중심부 주위에 평평한 반점이 있어, 마치 계란프라이(fried egg)같은 모양을 하고 있습니다(그림 1).

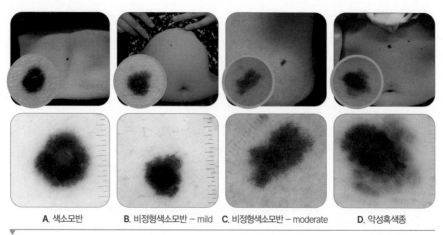

A. 색소모반 B. 비정형색소모반 – mild C. 비정형색소모반 – moderate D. 악성흑색종

그림 1. 비정형색소모반의 양상 그리고 양성(=색소모반) 및 악성(=흑색종)과의 비교. 윗줄은 위치 및 근접 소견, 아랫줄은 더모스코프(dermoscope) 소견.

4) 비정형색소모반의 진단과 치료는 어떻게 하나요?

앞서 말씀드린 모양상의 특징에도 불구하고 육안 진찰만으로는 보통 점과 비정형색소모반 또는 비정형색소모반과 흑색종의 구분이 쉽지는 않습니다. 피부를 확대하여 관찰하는 더모스코프(dermoscope)를 사용하면(그림 1의 아랫줄) 맨눈으로 볼 때보다는 더 자세히 관찰할 수 있어 진단에 도움이 되기는 하지만 그것만으로는 충분치 않습니다. 그림 1의 A와 B를 비교해 보면, 계란프라이 모양의 점에서 대칭성이 살짝 깨진 B의 경우 비정형색소모반으로 진단되었습니다. 한편 C와 D를 보면, 노른자가 터진 계란프라이처럼 거의 비슷하게 보이지만 각각 비정형색소모반과 악성흑색종으로 진단되었습니다. 따라서 비정형색소모반의 진단을 위해서는 조직검사가 필요합니다. 조직검사는 진단을 분명히 할 수 있다는 것에 덧붙여 비정형색소모반의 비정형성에 등급을 매겨 향후 치료의 방향을 결정하는 데 도움을 준다는 장점이 있습니다. 비정형성은 경함(mild)/중간(moderate)/심함(severe)의 3단계로 구분하는데, 심할수록 흑색종이 될 확률이 높다고 여겨지고 흑색종과의 구분도 쉽지 않습니다. 중간 단계 이상이라 진단된 비정형색소모반은 제거를 권장합니다. 이때 일반적으로 점을 빼는 데 사용하는 레이저보다는 수술을 선호하는데, 그 이유는 레이저로 태우게 되면 점의 완전제거 여부 판단이 불가능하며, 점이 남거나 재발하여 레이저치료를 반복하는 경우 반복되는 손상과 재생 과정을 거치면서 점이 더 나쁜 쪽으로 바뀌지 않을까 우려하기 때문입니다.

비정형색소모반은 일반적으로 몸통에 계란프라이 모양의 점이 여러 개 생기며, 그중 극히 일부만이 흑색종으로 진행합니다. 따라서 계란프라이 모양으로 보이는 모든 점을 제거하는 것은 합리적이지 않습니다. 일단은 점이 어떻게 변하는지 살펴보는 것이 중요합니다. 앞서 말씀드린 ABCDE 규칙에 비추어 볼 때, 모양이나 색깔이 이상하고 계속 커지는 등의 변화를 보이는 점이 있다면 그것만 조직검사하여 비정형색소모반인지 확인하고, 비정형색소모반이라면 어느 단계에 속하는지 구분해야 하겠습니다. 만약 중간 단계 이상이라면 수술로 완전제거하지만 그렇지 않다면 비정형색소모반이라 하더라도 지켜보면서 크기나 모양이 계속 바뀐다면 그 때 제거하는 것이 바람직합니다. 다만, 머리 속이나 성기 주변 등 스스로 관찰하기 어려운 부위에 있다면 악성 변화를 조기발견하기 어려우므로 미리 제거하기도 합니다.

참/고/문/헌

1. 대한피부과학회 교과서 편찬위원회. 피부과학. 개정 7판. McGrowHill. 2020.

2. Naeyaert J and Brochez L. Dysplastic nevi. N Engl J Med 2003; 349:2233-40.

피부흑색종
(표재확산흑색종과 말단흑색종)

| 윤숙정 |

1) 표재확산흑색종

표재확산흑색종(Superficial spreading melanoma)이란 2018년부터 새롭게 제시된 WHO의 흑색종 분류에서, 만성적으로 축적된 햇빛 노출에 의해 손상된 부위가 아닌 피부에 발생하는 흑색종(Non-cumulative sun damage melanoma, Non-CSD melanoma)에 해당됩니다.

(1) 표재확산흑색종의 발생 위치 및 모양

표재확산흑색종은 주로 서양사람들처럼 피부가 비교적 흰 사람들에서 가장 흔한 흑색종이지만 우리나라에서도 지속적으로 햇빛노출부위가 아닌 피부 즉, 몸통과 윗팔, 엉덩이, 허벅지, 종아리 등과 같이 가끔씩 햇빛 노출이 되는 피부에 주로 발생하는 흑

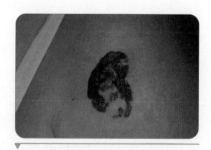

그림 1. 어깨에 발생한 표재확산흑색종

색종입니다. 30-50대에 주로 발생하며 갈색이나 검은색, 적색 등 다양한 색깔을 가지고 크고 경계가 불규칙한 반점이 발생하며 점차 커지고 헐거나 피가 나기도 합니다(그림 1). 처음에는 검은 점으로 발생하여 점차 커지고 튀어올라오는 변화가 있거나, 어릴 때부터 있던 오래된 점에서 점차 이러한 변화가 생기면서 흑색종이 발생할 수 있습니다.

(2) 표재확산흑색종의 발생원인

표재확산흑색종은 자외선이 가장 중요한 원인입니다. 자외선이 강한 여름철마다 햇빛에 노출된 경우, 특히 어릴 때 일광 화상을 입을 정도로 햇빛에 노출된 일이 많다면 표재확산흑색종의 원인이 될 수 있습니다. 피부가 비교적 희고 몸에 여러 개의 이형성모반(Dysplastic nevus)이라는 점들이 많이 있으면 흑색종의 발생가능성이 있는 피부 타입이라 볼 수 있으며, 태어날 때부터 존재하는 거대선천멜라닌세포성모반(직경 20 cm 이상)에서도 흑색종의 위험이 있습니다. 우리나라에서 거대선천멜라닌세포성모반에 관한 전국적인 조사를 한 결과, 조사대상자 131명 중 3명(2.3%)에게 흑색종이 발생하였습니다. 유전적 요인도 중요한 원인입니다. 표재확산흑색종에서는 자외선에 의해 주로 *BRAF* 유전자 돌연변이가 일어나고, 이 *BRAF* 유전자억제제가 표적치료에 이용됩니다.

(3) 표재확산흑색종의 진단

① 특징적인 피부병변 : ABCDE 규칙

표재확산흑색종의 진단에 있어서 특징적인 피부병변인 "ABCDE 규칙"은 매우 중요합니다(그림 2). 즉, A (Asymmetry)는 비대칭성을 뜻하는 말로 검은 반점을 좌우나 상하로 반으로 나누어 보았을 때 모양이 다른 비대칭이라는 것을 의미하고, B (Border irregularity)

는 병변의 가장자리가 매끈하지 않고 울퉁불퉁 불규칙하게 생겼다는 것을 의미합니다. C (Color variegation)는 색깔이 검은색, 갈색, 적색, 회색, 청색 등 다양한 색으로 이루어졌다는 것으로 하나의 색이 아니라 두 가지 이상의 색으로 구성되어 있을 때는 더욱 흑색종의 가능성이 높습니다. D (Diameter ≥6 mm)는 점의 크기가 6 mm 이상으로 크다는 것을 의미합니다. E (Evolution)는 시간이 가면서 위로 돌출되거나 모양이 변한다는 것을 의미합니다.

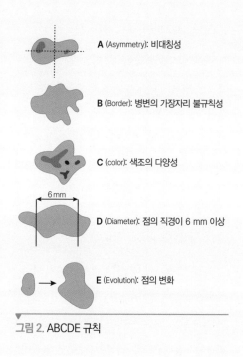

A (Asymmetry): 비대칭성

B (Border): 병변의 가장자리 불규칙성

C (color): 색조의 다양성

D (Diameter): 점의 직경이 6 mm 이상

E (Evolution): 점의 변화

그림 2. ABCDE 규칙

② 더모스코프와 피부조직검사

더모스코프는 피부병변을 확대하여 검고 갈색, 회색, 청색 등의 다양한 색소의 특징을 잘 확인하는 진단도구로 더모스코프를 통해 피부조직검사를 시행할 것인지를 더욱 확인하게 해줍니다. 피부과 전문의가 판단한 더모스코피소견에 따라 특징적이고 침윤 깊이가 깊은 부위에서 조직검사를 시행하여 조직슬라이드를 만들고 기본염색외에도 흑색종에 특이적인 다양한 면역조직화학염색이라는 특수염색을 통해 흑색종을 정확히 진단합니다. 병리조직소견상 궤양, 침윤깊이, 세포분열 등에 따라 치료와 예후가 달라지기 때문에 조직검사를 통해 이러한 부분들도 확인합니다.

③ 전이에 대한 검사 및 병기설정

흑색종으로 진단한 후에는 병기설정을 위해 전이에 대한 검사를 시행합니다. 림프절 전이에 대해 목, 겨드랑이, 서혜부 등을 초음파를 시행하고 전신 전이를 확인하기 위해 양전자방출단층촬영(PET-CT) 검사 등을 통해 전이를 확인합니다. 이러한 영상검사상 전이소견이 없을 때 감시림프절생검을 통해 림프절에 대한 미세전이를 확인합니다. 흑색종의 병기는 피부에만 국한되어 있을 때 1–2기, 국소림프절에 전이가 있으면 3기, 폐, 간 등의 타장기에 전이가 있으면 4기입니다.

(4) 표재확산흑색종의 치료와 예후

흑색종 병기에 따른 치료가 중요한데, 1–2기에서는 수술적 치료가 가장 중요합니다. 흑색종의 침윤깊이에 따라 1–2 cm 정도의 주변정상피부를 포함하여 제거수술을 시행하고 결손부위는 피판술이나 이식수술을 시행합니다. 감시림프절전이가 발견된 경우 림프절곽청술을 시행하거나 주기적으로 관찰을 할 수도 있으며, 림프절전이가 많이 있는 경우에도 수술적 치료가 가능합니다. 타장기에 전이가 발견된 4기의 경우는 키트루다, 옵디보와 같은 PD-1억제제와 같은 면역항암치료나 *BRAF* 유전자억제제인 표적치료와 항암치료를 합니다. 표재확산흑색종의 예후는 병기에 따라 다르며 초기에 발견되면 비교적 좋은 예후를 보이지만 3–4기에서는 더 예후가 좋지 않습니다.

2) 말단흑색종

말단흑색종(Acral melanoma)이란 발바닥, 손바닥, 손톱, 발톱과 같은 신체의 말단부위에 발생하는 흑색종이며, 우리나라와 같은 아시아인에서 가장 흔한 흑색종입니다.

(1) 말단흑색종의 발생 위치 및 모양

말단흑색종은 발바닥, 손바닥, 손발톱에 발생하는데, 발바닥에 주로 발생하며 특히 발뒤꿈치에 가장 많이 발생합니다(그림 3). 손바닥은 비교적 드물게 발생합니다. 처음에는 검은색이나 갈색의 불규칙한 반점으로 발생하여 수년에 걸쳐 서서히 크기가 커지면서 옆으로 번집니다. 이 시기에 병원에 내원하면 그래도 초기라 볼 수 있습니다. 그러나 점차 위로 튀어올라오고 건들면 피가 나는 형태로 발전하게 되는데 이는 진행된 흑색종을 의미합니다. 말단흑색종의 약 30% 정도는 손발톱흑색

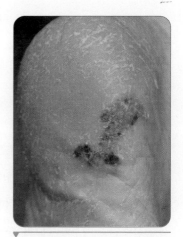

그림 3. 발뒤꿈치에 발생한 말단흑색종

종으로 발생합니다. 처음에는 흑색조갑선조형태로 손발톱에 검은 줄로 발생하여 점차 넓어지고 전체 손발톱을 검은색이 덮고 주변의 피부에까지 번지는 "Hutchinson 증후"가 보이면 흑색종을 강력히 시사합니다. 말단흑색종에서도 피부병변이 ABCDE규칙을 보여주는 것이 특징입니다. 그러나 드물게 "무색소흑색종"이라 하여 검은색이나 갈색이 아닌 단순히 헐어 있는 상처나 티눈, 혈관종, 사마귀와 비슷하게 말단흑색종이 발생할 수도 있어 주의를 요합니다.

(2) 말단흑색종의 발생원인

말단흑색종의 직접적으로 자외선에 노출된 부위가 아니기 때문에 표재확산흑색종과는 다르게 자외선이 주요한 원인이 아닙니다. 말단흑색종이 발바닥의 땅에 직접 닿는 부위, 신발에 쪼이는 부위, 엄지손톱 등에서 잘 발생하는 것으로 보아 외상이나 만성적인 자극, 압박, 마찰 등이 연관 있을 수 있으며 직업적으로도 농어업에 종사하는 경우가 많습니다. 유전자돌연변이 또한 표재확산흑색종보다 드물게 *BRAF, NRAS, KIT, NF1*유전자돌연변이가 있을 수 있고 유전자복사갯수변이 등이 말단흑색종과 연관이 있을 수 있습니다.

(3) 말단흑색종의 진단

말단흑색종에서도 흑색종의 특징적인 피부병변인 "ABCDE 규칙"이 진단에 중요합니다. 처음엔 작은 점이라도 점차 커지거나 튀어올라오거나 모양이 변하고 헐거나 피가 나면 흑색종을 의심하여야 합니다. 더모스코프로 피부병변을 확대하여보면 말단흑색종에서는 점과 다른 특징들이 있어 진단에 매우 도움이 됩니다. 이후 특징적이고 침윤깊이가 깊은 부위에서 조직검사를 통해 흑색종을 정확히 진단합니다. 전이에 대한 검사, 감시림프절생검을 시행하여 흑색종의 병기를 결정합니다.

(4) 말단흑색종의 치료와 예후

말단흑색종의 치료도 병기에 따라 1-2기에서는 침윤깊이에 따라 1-2 cm 정도의 주변정상피부를 포함하여 제거수술을 시행하고 결손부위는 피판술이나 이식수술을 시행합니다. 손발톱에 발생한 흑색종의 경우는 손발가락말단부위의 절단술이 필요한 경우도 있습니다. 림프절전이나 타장기전이에 대해서도 표재확산흑색종과 같은 치료원칙을 따릅니다. 최근에는 PD-1억제제, *BRAF* 유전자억제제인 표적치료제, 더 나은 항암치료제들이 나와서 치료효과가 과거보다 좋고 앞으로 더 많은 치료제들이 개발될 것으로 기대됩니다. 그러나 가장 중요한 것은 초기에 흑색종을 생각하고 병원에 내원하여 초기에 진단하고 치료하는 것이 무엇보다 중요하겠습니다.

참/고/문/헌

1. Choi YD, Chun SM, Jin SA, Lee JB, Yun SJ. Amelanotic acral melanomas: Clinicopathological, BRAF mutation, and KIT aberration analyses. J Am Acad Dermatol 2013; 69:700-707.

2. Elder DE, Massi D, Scolyer RA, Willemze R. WHO Classification of Skin Tumours. 4th ed. WHO: Lyon, France, 2018. Chapter 2, p.66-77, 116-118.

3. Gershenwald JE, Scolyer RA, Hess KR, Sondak VK, Long GV, Ross MI, et al. Melanoma staging: Evidence-based changes in the American Joint Committee on Cancer eighth edition cancer staging manual. CA Cancer J Clin 2017; 67:472-492.

4. Hayward NK, Wilmott JS, Waddell N, Johansson PA, Field MA, Nones K, et al. Whole-genome landscapes of major melanoma subtypes. Nature 2017; 545: 175-180.

5. Jang HS, Kim JH, Park KH, Lee JS, Bae JM, Oh BH, et al. Comparison of melanoma subtypes among Korean patients by morphologic features and ultraviolet exposure. Ann Dermatol 2014; 26:485-490.

6. Jung HJ, Kweon SS, Lee JB, Lee SC, Yun SJ. A clinicopathologic analysis of 177 acral melanomas in Koreans: Relevance of spreading pattern and physical stress. JAMA Dermatol 2013; 149:1281-1288.

7. Kim JH, Park JH, Lee DY. Site distribution of cutaneous melanoma in South Korea: A retrospective study at a single tertiary institution. Int J Dermatol 2015; 54:e38-e39.

8. Lee JH, Choi YD, Hwang JH, Shin MH, Yun SJ. Frequency of trauma, physical stress, and occupation in acral melanoma: Analysis of 313 acral melanoma patients in Korea. Ann Dermatol.

2021; 33:228-236.

9. Moon KR, Choi YD, Kim JM, Jin S, Shin MH, Shim HJ, et al. Genetic alterations in primary acral mel-anoma and acral melanocytic nevus in Korea: Common mutated genes show distinct cyto-morphological features. J Invest Dermatol 2018; 138:933-945.

10. Swetter SM, Thompson JA, Albertini MR, Barker CA, Baumgartner J, Boland G, et al. NCCN Guidelines® Insights: Melanoma: Cutaneous, Version 2.2021. J Natl Compr Cancer Netw 2021; 19:364-376.

11. Wang Y, Zhao Y, Ma S. Racial differences in six major subtypes of melanoma: Descriptive epi-demiology. BMC Cancer 2016; 16:691.

12. Yun SJ, Kwon OS, Han JH, Kweon SS, Lee MW, Lee DY, et al. Clinical characteristics and risk of melanoma development from giant congenital melanocytic naevi in Korea: a nationwide retro-spective study. Br J Dermatol 2012; 166(1):115-123.

13. Yun SJ, Kim SJ. Images in clinical medicine. Hutchinson's nail sign. N Engl J Med 2011; 364:e38.

14. Zhang J, Yun SJ, McMurray SL, Miller CJ. Management of nail unit melanoma. Dermatol Clin 2021; 39:269-280.

10

조갑흑색종

| 이동윤 |

조갑흑색종은 대부분 세로선 흑색조갑(Longitudinal melanonychia)의 형태로 나타나서 점차 폭이 넓어지게 됩니다. 조갑흑색종은 진행되면서 진피를 침범하고, 치료하지 않을 경우 서혜부 또는 액와부 임파선과 같은 타장기로 전이가 발생합니다. 국내에서는 흑색종의 발생빈도가 높지 않지만 조갑에 발생하는 흑색종은 전체 흑색종의 약 20%를 차지할 만큼 높은 비율을 차지하기 때문에 더 관심을 가질 필요가 있습니다.

1) 흑색조갑의 원인에는 어떤 것들이 있나요?

흑색조갑(Melanonychia)은 손톱이나 발톱에 나타나는 갈색 또는 검은색의 색소침착으로 크게 멜라닌색소가 증가되어 나타나는 경우와 출혈, 진균감염이나 세균감염 등의 외인성 원인에 의한 경우가 있습니다.

2) 출혈에 의해 발생한 흑색조갑은 어떤 특징을 보이나요?

흑색조갑의 매우 흔한 원인 중에는 외상에 의해 발생한 출혈이 있습니다. 대개 검붉은색을 보이며 주로 발톱에 나타납니다(그림 1). 환자가 외상을 받은 기억을 하는 경우도 있지만 그렇지 않은 경우도 자주 있으며 등산이나 운동 후에 갑자기 발생한 경우가 많습니다. 멜

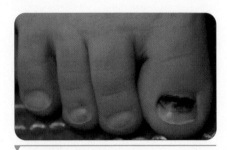

그림 1. 출혈에 의한 흑색조갑

라닌색소와 관련된 흑색조갑은 병변이 세로선으로 나타나지만, 출혈에 의한 경우에는 세로선으로 나타나지 않고 다양한 형태를 보이게 됩니다. 손발톱 아래에 출혈이 발생하기 때문에 병변은 손발톱이 자라면서 앞으로 천천히 이동하여 수개월 후에 소실됩니다.

3) 멜라닌색소의 증가와 관련된 흑색조갑에는 어떤 종류들이 있나요?

멜라닌색소가 증가되어 나타나는 경우는 멜라닌색소에 의해 대부분 세로선 흑색조갑(longitudinal melanoychia)을 보이게 됩니다. 멜라닌세포의 수가 증가하지 않으면서 멜라닌색소가 증가된 경우(Melanocytic activation)와 멜라닌세포의 수가 증가된 경우로 나눌 수 있습니다. 멜라닌세포의 수가 증가된 경우에는 모반(Nevus), 흑자(Lentigo), 흑색종(Melanoma)이 포함됩니다. 임상적으로 흑색조갑이 중요한 이유는 발생빈도가 높지는 않지만 흑색종이 원인이 될 수 있기 때문입니다.

4) 소아에서 세로선 흑색조갑의 원인은 무엇인가요?

소아에서는 조갑기질(matrix) 부위에 발생한 모반(nevus)이 세로선 흑색조갑 (longitudinal melanonychia)의 가장 흔한 원인입니다. 대개 흑색조갑의 색깔이 진하고 흑색조갑이 진행하여 조갑 전체를 침범할 수도 있습니다. 조갑흑색종을 의심할 수 있는 조갑주위 피부의 색소침착

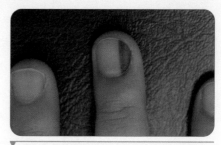

그림 2. 조갑기질모반

(Hutcinson 징후)이 동반되기도 합니다. 소아의 조갑기질모반(그림 2)은 흑색조갑의 폭이 점차 넓어지다가 더 시간이 경과하면서 수년 후에 소실되는 경우도 있습니다.

5) 조갑흑색종은 어떻게 보이나요?

조갑흑색종 환자들은 대부분 세로선 흑색조갑을 보이는데 흑색조갑의 폭이 넓고(3 mm 이상) 진한 갈색 또는 검은색의 불규칙한 패턴을 보이는 경우가 많습니다. 성인에서 흑색조갑과 함께 조갑주위 피부의 색소침착(Hutchinson 징후 양

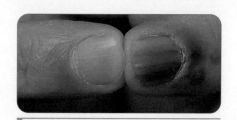

그림 3. 조갑흑색종

성)(그림 3)을 보이는 경우에는 흑색종의 가능성이 높습니다.

6) 조갑흑색종의 진단은 어떻게 하나요?

조갑흑색종이 육안으로 의심되는 경우 더모스코프를 통한 검사가 도움이 될 수 있으며 조직검사를 통해 확진하게 됩니다. 조직검사는 조갑흑색종의 대부분이 조갑기질에서 발생하기 때문에 조갑기질의 색소침착부위에서 시행하는 경우가 많습니다.

7) 흑색종의 치료는 어떻게 하나요?

조갑흑색종이 초기에 진단되는 경우에는 원위부 수지골을 보존하면서 조갑조직을 모두 제거하는 광범위 절제술과 피부이식술을 시행합니다. 조갑흑색종이 진행되어 병변이 깊은 경우에는 손가락 또는 발가락을 절단(amputation)하는 수술이 필요합니다.

참 고 문 헌

1. 대한피부과학회 교과서 편찬위원회. 피부과학. 개정 7판. McGrowHill. 2020.
2. Lee JH, Lim Y, Park JH, et al. Clinicopathologic features of 28 cases of nail matrix nevi in Asians: Comparison between children and adults. J Am Acad Dermatol 2018; 78:479-489.
3. Lee JH, Park JH, Lee JH, Lee DY. Early Detection of Subungual melanoma *in situ*: proposal of ABCD strategy in clinical practice based on case series. Ann Dermatol. 2018; 30:36-40.

악성흑색점흑색종

| 김준영 |

1) 악성흑색점흑색종이란 무엇인가요?

악성흑색점흑색종(Lentigo maligna melanoma)이란 흔히 60–70대의 얼굴에 불규칙한 경계를 보이는 갈색 혹은 검은색 점 형태로 시작하여 넓어지는 양상을 보이는 피부악성흑색종의 한 종류입니다(그림 1). 주로 불규칙한 모양과 얼룩덜룩한 다양한 색조를 특징으로 하고

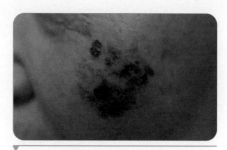

▼ 그림 1. 얼굴에 발생한 악성흑색점흑색종

있으며, 일광흑자와 모양 및 발생 위치가 유사하여 감별이 필요합니다.

2) 악성흑색점흑색종은 어떤 증상이 있나요?

상당히 커질 때까지 아프거나 가려운 자각 증상은 없습니다. 병변이 진행함에 따라 궤양, 출혈, 딱지, 덩이 등의 징후를 보일 수 있습니다. 악성흑색점흑색종도 처음에는 상

피내 피부암 병변인 악성흑색점으로 발생합니다. 악성흑색점은 60~70대 노인의 얼굴, 특히 코, 뺨, 귀에 잘 발생하며 불규칙한 경계를 보이는 갈색반으로 시작하여 서서히 주변으로 퍼져서 커다란 점 양상으로 나타납니다. 이 점은 갈색, 진갈색, 흑색, 살색, 적색 등 다양한 색조를 띠는 경우가 많습니다. 종양의 경계부가 돌출되지 않는 경우가 많기 때문에 손으로 만져서 종양의 경계를 확인할 수는 없으며, 종양 경계부의 확산과 함께 부분적으로 자연 소실되는 양상이 같이 관찰되기도 합니다. 이 후 한두 개의 돌출 병변이 발생하고, 진피내로 암의 침윤이 발생하면 악성흑색점흑색종으로 부르게 됩니다. 눈으로 확인되는 병변보다 실제 암세포가 넓게 침윤해 있는 경우가 많아 치료 후에도 재발이 흔합니다.

3) 악성흑색점흑색종은 왜 발생하나요?

유전적 요인과 환경적 요인이 있습니다. 서양인에 비해 한국인의 경우 악성흑색점흑색종의 유전적 요인이 명확히 밝혀져 있지는 않습니다. 환경적 요인으로 햇빛, 특히 자외선 노출이 관련된다고 알려져 있으며, 일광화상을 입은 병력이 있는 경우 발생 가능성이 높아집니다. 강한 햇빛이 아니더라도 수십 년 동안 꾸준히 햇빛에 노출된 경우에도 악성흑색점흑색종이 발생할 수 있습니다.

4) 악성흑색점흑색종은 어떻게 진단하나요?

악성흑색점흑색종도 조직검사로 진단합니다. 원발 병변부의 악성흑색점흑색종이 조직검사로 진단되면 다른 악성흑색종과 마찬가지로 악성흑색종의 진행 정도를 파악하기 위해 병기를 확인하게 됩니다. 악성흑색점흑색종의 병기는 크게 원발 병변의 상태, 림프절 전이 상태, 원격 전이 상태를 확인하여 결정하게 됩니다.

(1) 원발 병변

최근 피부과에서 많이 사용하는 더모스코피를 통해 비침습적 방법으로 악성흑색점흑색종을 의심하거나 다른 질환과 감별 진단을 할 수 있지만 정확한 진단은 조직검사를 통해서 이루어 집니다. 악성흑색점흑색종으로 진단되면 종양의 침범 깊이(Breslow 두께)를 측정하게 되는데, 이 깊이에 따라 임시로 임상 병기가 결정되고 추가 검사 및 치료 원칙이 달라지게 됩니다.

(2) 림프절 전이 병변

악성흑색점흑색종도 일정 수준(Breslow 두께 약 1 mm) 이상의 진피 침윤이 발생하면 림프절 전이가 발생할 수 있습니다. 얼굴이나 두피에 발생한 악성흑색점흑색종의 경우 주로 귀 아래나 턱 아래의 목에 있는 림프절로 전이가 일어납니다. 그리고 림프절 전이 발생 전후로 원발병변과 림프절 사이의 피부에 전이 병변이 발생하기도 합니다. 따라서 림프절 전이가 있다면 원발병변과 림프절 사이에 있는 피부도 주의 깊게 관찰해 주어야 합니다. 림프절 전이의 경우 초기에는 임상적으로 발견하기 어렵기 때문에 감시림프절생검술을 통해 전이가 일어날 수 있는 첫번째 림프절을 떼어내어 림프절 내에 전이암 세포의 유무를 확인해서 진단합니다. 림프절 전이가 있는 경우 병변이 지속되면 림프절이 커지고 단단하게 만져지기도 합니다. 이런 경우 초음파, 경부 CT 검사로 림프절 전이를 확인할 수 있습니다.

(3) 원격 전이 병변

원발 병변 및 림프절 전이가 치료되지 않고 지속되는 경우 신체 다른 장기로의 전이가 발생할 수 있습니다. 이런 경우 흉부 X선 검사나 흉복부 CT가 도움이 될 수 있지만, 양전자방출단층촬영(PET-CT)을 촬영하면 원격 전이를 가장 잘 확인할 수 있습니다. 그러나 뇌 전이는 PET-CT로 명확히 확인하기 어렵기 때문에 뇌 전이가 의심되는 경우는 뇌 CT나 MRI를 촬영해서 확인해 볼 수 있습니다.

5) 악성흑색점흑색종은 어떻게 치료하나요?

원발 병변에 대한 치료는 수술적 제거가 가장 보편적이면서도 효과가 확실한 치료법입니다. 최근에는 종양의 침범 깊이인 Breslow 두께에 따라 수술 범위가 결정되는데 침범 깊이에 따라 0.5-2 cm의 주변 정상 조직을 포함하여 완전히 절제하게 됩니다. 얼굴에 잘 발생하는 악성흑색점흑색종의 특성상 주변 정상조직의 절제 범위를 최소화하기 위해 모즈미세도식수술을 시행하기도 합니다. 원격 전이 없이 림프절 전이가 있다면 완전림프절제거술(치료적 림프절제거술)을 고려할 수 있습니다. 최근에는 완전림프절제거술이 환자의 생존율을 높이는 데 도움이 되지 않는다는 연구가 있지만 경우에 따라 시행이 필요할 수 있습니다. 목의 완전림프절제거술은 주로 이비인후과와 협진하여 시행하게 됩니다. 원발 병변의 침윤 깊이가 깊은 경우, 림프절 전이가 있는 경우, 원격 전이가 있는 경우에는 종양내과와 협진하여 항암치료나 면역치료를 시행해 볼 수 있습니다. 피부의 악성흑색종은 방사선치료에 잘 반응하지 않지만, 다른 치료가 어려운 경우에는 방사선치료가 사용되기도 합니다. 림프절절제술을 시행했을 때 이미 림프절 밖으로 세포가 퍼졌을 것이 예상 되거나 악성흑색점흑색종의 수술 경계를 정하기 어려워 절제가 불충분할 가능성이 있는 경우에 방사선치료가 이용되기도 합니다.

6) 악성흑색점흑색종의 예후는 어떤가요?

악성흑색점흑색종의 예후는 최종 병기에 따라 달라집니다. 악성흑색종의 병기는 원발 병변의 침윤 깊이와 조직 침범 정도를 기준으로 0-4기로 나눕니다. 0기는 상피내암 단계, 1-2기는 피부에 국한된 단계, 3기는 국소림프절로 전이된 단계, 마지막으로 4기는 최초의 국소림프절을 넘어서 원격전이가 발생한 단계입니다. 최종 병기에 따라 추가 치료법의 시행 여부가 결정되고 최종 생존율도 예측됩니다. 5년 생존율은 최종 병기에 따라 약 30-99%까지 다양합니다. 모든 치료가 종료된 다음 환자는 일정한 계획표에 따라 병원을 방문하여 진찰을 받게 됩니다. 경과 관찰 기간은 최종 병기 및 재발, 전이의 발생 가능성을 평가하여 조절 될 수 있지만 최소 5년 이상이며 의사에 따라 평생 동안 경과 관찰 하자는 의견도 있습니다. 또한 재발의 발견과 새로운 악성흑색종의 조기발견을 위해 정기적인 사진 촬영이나 거울을 이용한 "자가진단"이 권장됩니다.

7) 악성흑색점흑색종의 자가진단에 도움이 되는 피부 소견이 있나요?

다른 악성흑색종과 마찬가지로 원발 병변에 ABCDE 규칙을 적용하는 것이 도움이 됩니다(그림 2). 얼굴과 같은 햇빛 노출 부위에 (A) 비대칭적이고, (B) 경계가 불규칙하며, (C) 다양한 색조를 가진, (D) 0.6 cm 보다 큰, (E) 갈색 혹은 검은 점이 지속적으로 커지는 경우 반드시 의심해 보아야 합니다. 이러한 점이 커지면서 궤양, 출혈, 딱지가 반복 형

성되거나, 점에 추가적인 돌출 병변이 발생하는 경우도 반드시 악성흑색점흑색종을 의심
해 보아야 합니다.

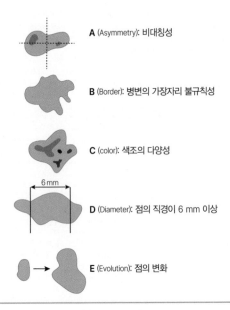

A (Asymmetry): 비대칭성

B (Border): 병변의 가장자리 불규칙성

C (color): 색조의 다양성

D (Diameter): 점의 직경이 6 mm 이상

E (Evolution): 점의 변화

그림 2. ABCDE 규칙

참/고/문/헌

1. 대한피부과학회 교과서 편찬위원회. 피부과학. 개정 7판. McGrowHill. 2020. 640-645.

2. 홍원진, 장홍선, 이상희, 이상은, 정기양, 노미령. 악성흑색점흑색종 19예에 대한 임상 및 병리 조직학적 연구. 대한피부과학회지. 2016; 54(10):769-775.

3. Kang S., Amagai M., Bruckner A.L., Enk A.H., Margolis D.J., McMichael A.J, Orringer J.S., editors. Fitzpatrick's Dermatology in General Medicine. 9th ed. New York: McGraw-Hill, 2019; 1982-2017.

4. NCCN Clinical Practice Guidelines in Oncology (NCCN Guidelines®). Melanoma: Cutaneous. Version 3.2022.

12

파제트병: 유방파제트병과 유방외파제트병

| 김훈수 |

1) 파제트병이란 무엇인가요?

1874년 영국의 의사인 James Paget은 유방암이 발생된 유방의 유두에 피부질환이 동반한 환자를 경험하고 이를 학계에 보고했습니다. 겉으로 보았을 때 피부병변은 습진 모양처럼 보였지만 조직검사결과 암으로 확인되었고, 이러한 피부병변을 자신의 이름을 본따 파제트병(Paget's disease)이라 명명하였습니다.

그런데 1899년 역시 영국의 의사였던 Henry Crocker가 여자의 유두가 아닌 남자의 음낭과 음경의 피부에서 발생했지만 파제트병과 조직검사결과가 유사한 경우를 경험하였습니다. 그 이후로 유두나 유륜의 피부에서 발생한 경우를 유방파제트병(mammary Paget's disease)이라 부르는 반면, 생식기, 회음부, 항문주위 및 겨드랑 피부 등 유방 이외의 부위에 생긴 경우를 유방외파제트병(extramammary Paget's disease)이라 구분하여 부르고 있습니다. 이렇듯 파제트병은 신체의 어느 특정한 부위에 국한하여 발생하는 피부암의 일종입니다.

2) 유방파제트병은 왜 발생하나요?

파제트병이 왜 생기는지 잘 모르나 두 가지 가설이 제시되고 있습니다. 하나는 유방 내부의 암세포가 유두의 피부 표면으로 퍼져 나온다는 것이고, 다른 하나는 유방의 피부세포가 암으로 변하여 발생한다는 것입니다. 어쨌든 유방파제트병은 유방암이 동반되어 있을 확률이 90% 이상으로 매우 높다고 알려져 있어서 유방파제트병은 숨어 있는 유방암을 암시하는 피부소견으로 매우 중요한 의미를 가집니다. 그렇다고 유방암 환자들이 유방파제트병을 다 가지는 것은 아니며 유방암 환자의 1-3%에서만 동반됩니다.

3) 유방파제트병은 어떤 모양과 증상을 보이나요?

유방파제트병은 유두습진으로 많이 오인되어 진단에 어려움을 겪는 경우가 많습니다. 각질이 있는 붉은색의 부스럼 형태로 나타나며 유두에만 생기기도 하지만, 유륜이나 그 주위 피부까지도 번져나갈 수 있습니다. 좀 더 병변이 진행되면 유두에 궤양이 생기고 피나 분비물이 나올 수 있으며, 통증, 따가움, 가려움 등의 증상도 나타날 수 있습니다. 특히 동반된 유방암이 진행된 경우에는 유두나 유륜이 함몰되기도 합니다(그림 1). 그리고 환자의 약 절반에서 유방에 종괴가 만져질 수 있으며, 보통 한쪽 유방에만 생깁니다. 또한 대개 50-60대의 여성에서 흔하며 남성에서는 매우 드뭅니다. 따라서 중년의 여성에서 한쪽 유두에만 국한되어 습진과 유사한 피부병변이 발생하였을 때는 한번쯤 유방파제트병을 염두에 두어야 하며, 특히 피부가 헐거나 피나 분비물이 나오는 등의 유두에 변화가 있는 경우와 유방에 종괴가 만져지는 경우에는 의사의 진료를 반드시 받아야 합니다.

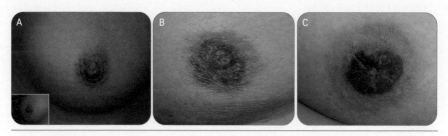

그림 1. 유방파제트병. A. 유두에 국한된 경우(반대측의 정상 유두와 비교해 보면 더 붉고 짓물러 있음). B. 유두와 유륜까지 침범된 경우. C. 유두가 함몰된 경우로 진행된 유방암을 암시하는 소견임.

4) 유방파제트병의 치료와 예후는 어떤가요?

유방파제트병은 그 자체가 피부암의 일종일 뿐만 아니라 대부분이 유방암과 동반되어 있습니다. 따라서 조기에 치료하지 않으면 질환은 진행하게 되어 예후가 매우 나빠지기 때문에 진단 후엔 반드시 치료가 필요합니다. 기본적인 치료법은 동반된 유방암에 대한 수술적 제거(광범위유방절제술)이며 필요에 따라 방사선치료를 병행합니다. 예후는 유방종괴의 유무와 겨드랑림프절 전이 여부에 따라 큰 차이가 있는데, 종괴가 만져지지 않고 림프절 전이가 없는 경우 10년 생존율이 95% 정도로 매우 좋은 편이지만 종괴가 만져지거나 림프절 전이가 있으면 예후는 매우 불량합니다.

5) 유방외파제트병은 왜 발생하나요?

우리 몸의 땀샘은 에크린땀샘과 아포크린땀샘으로 나뉘는데, 에크린땀샘이 소위 발한 기능을 담당하는 땀샘으로 입술의 경계부, 손발톱부위를 제외한 온몸에 고루 분포하고 있습니다. 반면에 아포크린땀샘은 겨드랑, 회음부, 외이도, 눈꺼풀, 유륜, 배꼽주위 등 특정 피부 부위에만 존재하는 특수한 땀샘으로 발한기능은 거의 없습니다. 대개의 유방외파제트병은 해당 피부부위에서 이러한 아포크린땀샘을 구성하는 세포가 암으로 변하여 생깁니다(이를 '일차유방외파제트병'이라고 합니다). 또한, 인근의 내부장기암이 피부로 퍼져 생길 수도 있습니다(이를 '이차유방외파제트병'이라고 합니다). 하지만, 내재되어 있는 유방암과의 동반 확률이 매우 높은 유방파제트병과는 달리 유방외파제트병은 내재된 내부장기암이 동반될 확률은 상대적으로 매우 낮습니다(약 14% 정도로 보고되었습니다.). 하지만, 유방외파제트병이 진단되면 동반된 내부장기암의 유무를 알기위한 조사는 필요합니다. 특히, 예외적으로 항문 주위에 생긴 경우의 70–80%가 항문, 대장, 직장의 암에서 유래하기 때문에 이 때에는 항문 주위를 철저하게 진찰해야 합니다.

6) 유방외파제트병은 어떤 모양과 증상을 보이나요?

유방외파제트병은 외음부(남자는 음낭 및 음경, 여자는 대음순), 사타구니, 회음부, 항문 주위 및 겨드랑 등의 부위에서 발생할 수 있습니다(그림 2). 초기에는 습진이나 완선(사타구니에 발생하는 무좀)과 유사한 붉은색의 피부 변화로 나타나며, 불편한 증상도 크게 없습니

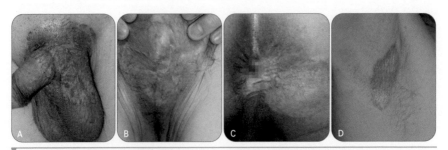

그림 2. 발생부위별 유방외파제트병. A. 남성외음부, B. 회음부, C. 항문주위, D. 겨드랑.

다. 따라서 대부분의 환자들이 크게 불편하지 않으면서도 남들에게 보여주기에는 꺼려지는 신체 부위라 상당히 진행되기 전까지 병원을 찾지 않아 진단이 늦어지는 경우가 많습니다. 그러나 시간이 지날수록 짓무름, 까짐으로 삼출물이나 출혈이 나타나게 되고 더 진행되면 병변이 더 커지면서 결절이나 궤양 등도 생길 수 있습니다(그림 3). 증상은 초기엔 대개 경미하나 진행되면 따가운 통증이나 가려움이 있을 수 있습니다. 유방외파제트병의 초기병변은 습진이나 완선과 유사하여 눈으로만 봐서는 구분이 쉽지 않는데 가려움이 습진이나 완선보다는 그리 심하지 않으면서 피부병변은 연고를 발라도 좋아지지 않습니다. 이러한 특징들이 습진이나 완선과 구분할 때 도움을 주는 소견이며 유방외파제트병이 의심되면 반드시 조직검사를 통해 확진을 해야 합니다. 또한 암세포가 침범한 깊이에 따라 예후가 달라지기 때문에 조직검사를 통해 암세포의 침윤 깊이도 확인해야 합니다. 가장 흔히 발생하는 부위는 여성에서는 대음순이고 폐경여성에서 주로 나타나며, 남성에서는 음경이나 음낭이고 주로 60세 이상에게 호발합니다. 항문 주위나 겨드랑에서는 상대적으로 매우 드물게 발생하지만, 특히 항문 주위에서 발생한 경우는 항문, 대장 및 직장 등의 내부장기암과의 동반율이 비교적 높아 보다 주의를 요합니다.

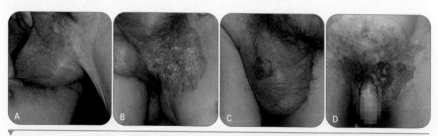

그림 3. 남성외음부 유방외파제트병의 진행양상. 초기에는 습진과 흡사한 모양(A)이지만, 진행하면 짓무름 및 삼출물이 발생(B)하고 결절(C)이 생길 수도 있습니다. 또한, 시간이 진행할수록 병변의 크기가 커지고 궤양과 종괴가 발생(D)할 수도 있는데 이는 암이 깊이 침윤해 있음을 암시하며 나쁜 예후를 의미합니다.

7) 한국인에서의 유방외파제트병

서양에서는 노년 여성에서 흔하고 음문에서 가장 많이 발생하는 것으로 보고되어 있으나, 한국에서는 노년 남성에서 흔하고 음낭 및 그 주위에서 가장 많이 발생하였습니다. 또한 내부장기암과 동반될 확률이 서양의 경우 전체적으로는 14%, 특히 항문 주위에 발생한 경우는 70-80%로 보고되고 있으나 한국에서는 그보다는 훨씬 낮을 것으로 관측되고 있습니다.

8) 유방외파제트병의 치료와 예후는 어떤가요?

유방외파제트병에 대해서는 수술이 가장 우수한 치료법이지만 병변의 진행정도와 발생부위에 따라 치료가 매우 까다로울 수 있습니다. 왜냐하면 유방외파제트병은 진행될수록 피부병변이 하나가 아닌 분리된 여러 개로 존재하기도 하고 실제 눈으로 보이는 것보다 훨씬 더 넓게 퍼져 있어 수술 범위의 결정이 어렵기 때문입니다. 또한 주로 60세 이상의 노인에게 잘 생기고, 외음부나 항문 부위에 발생하므로 광범위한 수술은 이로 인한 합병증의 위험, 영구적인 변형과 배변기능의 장애를 야기할 수 있습니다. 그래서 일반적인 절제수술로는 재발율(30-60%)이 매우 높습니다. 이에 현재까지 유방외파제트병에 대한 가장 우수한 치료법은 피부암에 최적화된 수술법인 모즈미세도식수술이며 이 수술법은 재발률을 줄이고 정상조직을 최대한 보존할 수 있는 최선의 치료법입니다(모즈미세도식수술에 대한 자세한 내용은 이 책의 뒷편에서 따로 언급). 유방외파제트병에 대한 비수술적인 치료로 광역동치료, 방사선치료, 국소면역조절물질인 imiquimod 연고도포 등이 사용될 수는 있지만 그 효과는 대개 제한적이라 수술이 불가능한 경우에 고려해 볼 수 있습니다. 일차유방외파제트병은 조기에 적절히 치료하면 예후가 좋습니다. 그러나 적절한 시기에 치료하지 않는다면 병변이 퍼져 수술범위가 커지게 되고 그러면 재발율이 높아지게 됩니다. 또한 암의 침윤 깊이가 깊어질 수 있는데 이 때에는 전이도 일어날 수 있어 예후가 불량하게 됩니다. 내부장기암이 동반된 경우(이차유방외파제트병)는 내부장기암의 치료도 같이 해야 하며 이 때의 예후는 피부병변이 아닌 내부장기암의 예후를 따르게 됩니다.

9) 유방파제트병과 유방외파제트병은 예방할 수 있나요?

유방파제트병과 유방외파제트병은 둘 다 특별한 예방방법은 없기 때문에 조기진단이 매우 중요합니다. 두 질환 모두 조기에 진단되면 충분히 완치될 수 있으나 진행되는 경우에는 치료도 까다로워지고 예후도 나빠지게 됩니다. 특히 주로 발생되는 부위가 유방이나 사타구니, 외음부 등으로 본인은 감추려고 하는 부위이면서 남들이 잘 살펴봐 줄 수도 없는 부위이기 때문에 스스로가 잘 인지하는 수밖에 없습니다. 따라서 해당 부위에 발생한 습진과 유사한 피부병변이 연고를 발라도 좋아지지 않는 경우 병변이 진행되기 전에 꼭 조직검사를 받는 것이 권장됩니다.

참/고/문/헌

1. 김연정, 김미연, 강훈 등. 유방외 Paget병 28예의 임상적 고찰. 대한피부과학회지 2005; 43(10):1321-1325.
2. 대한피부과학회 교과서 편찬위원회. 피부과학. 개정 7판. McGrowHill. 2020. 633-637.

13

융기피부섬유육종

| 노미령 |

1) 융기피부섬유육종이란?

융기피부섬유육종(隆起皮膚纖維肉腫, Dermatofibrosarcoma protuberans: DFSP)이란 피부 아래의 연조직에서 발생하는 드문 종양입니다. 일반적으로 병변이 생긴 후 수년이 지나서 진단될 정도로 임상적으로는 매우 천천히 자라는 잠행성 종양입니다.

2) 융기피부섬유육종은 어느 정도 발생하나요?

국내의 유병률에 대한 역학조사는 아직까지 이루어져 있지 않아 정확한 발생률은 알 수 없으나 국내문헌을 고찰해 보면 전국적으로 많은 증례가 보고되어 전체 암의 0.1%를 차지하는 것으로 추정됩니다. 미국에서는 매년 백만 명당 4.2명꼴로 융기피부섬유육종이 발생한다고 알려져 있으며, 백인보다 흑인에서 더 흔히 발생합니다. 남녀 성별 차이가 거의 없이 발생하고, 주로 30대와 50대 사이의 젊은 성인에서 발생하지만 드물게는 출생 또는 소아에서 발생한 증례가 국내에서 보고되어 어느 연령대에서도 발생이 가능합니다.

3) 융기피부섬유육종은 피부에 어떻게 보이나요?

융기피부섬유육종은 일반적으로 악성도가 그리 높지 않으며 임상적으로는 여러 가지 모습으로 보일 수 있습니다. 전체 환자의 반 이상이 몸통에서 발견이 되며 그 다음으로 흔히 발생하는 부위는 팔다리이고 그 외에도 머리 등에서도 발견이 됩니다. 가장 흔한 모양은 적색 또는 적자색의 단단한 여러 개의 융합된 덩어리의 모습을 띠어 얼핏 보면 마치 벌레에 물렸거나 종기가 생긴 것 같은 모양으로 보입니다(그림 1).

또한 켈로이드와 같은 융기성 흉터 또는 함몰된 흉터(그림 2)로 오인되는 경우도 많습니다.

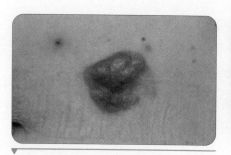 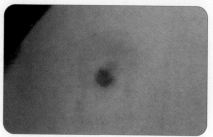

그림 1. 배에 발생한 융기피부섬유육종　　　그림 2. 다리에 발생한 융기피부섬유육종

때에 따라서는 피가 날 수도 있고, 피부색과 비슷하거나 멍든 것처럼 푸른색을 띠는 경우도 있으며, 융기성 모양 대신 오히려 꺼져 보일 수 있습니다. 대부분 수개월에서 수년에 걸쳐서 서서히 커지며 3 cm 전후의 큰 병변이 생긴 다음에야 병원에 와서 조직검사를 통해 확진되는 경우가 많습니다.

4) 진단과 치료를 위해서 어떤 검사를 하나요?

병변의 조직검사를 통해 진단합니다. 영상검사는 모든 경우에 필요한 것은 아니지만, 종양의 정확한 크기와 주위 조직의 침범 여부를 확인하기 위해서 자기공명영상(MRI)의 영상검사가 도움을 줄 수 있습니다. 다른 장기로 전이되는 경우는 1% 이내로 거의 일어나지 않지만 전이가 되는 경우 가장 흔한 부위는 폐이고, 이 경우 단순흉부촬영영상과 흉부 전산화단층촬영술(CT)이 폐의 전이를 평가하는 데 유용합니다.

5) 융기피부섬유육종의 발병 원인은 무엇인가요?

이 종양의 병인은 불확실하지만 환자 조직의 90%에서 염색체 17번과 22번의 전위가 발견되어 병인이 관여할 것으로 생각하고 있습니다. 이 전위는 염색체 17의 collagen1A1 (COL1A1) 유전자를 염색체 22의 티로신 활성효소인 β 혈소판유래성장인자(platelet-derived growth factor β, PDGFB)에 융합 시킵니다. 이로부터 생성된 COL1A1-PDGFB 융합 단백질은 PDGFB을 과도하게 생성하고, 이들이 세포 생성 인자로서 작용함으로써 이 종양의 발병에 기여한다고 알려지고 있습니다.

6) 치료는 어떻게 하나요?

치료는 수술적으로 완전히 절제를 하는 것이 원칙입니다. 완전절제를 위한 수술적 방법에는 광역절제술과 모즈미세도식수술이라는 두 가지의 방법이 많이 사용됩니다. 광역절제술은 일반적으로 육안으로 보이는 종양의 경계면으로부터 2–4 cm의 정상 조직을 포함해서 제거하는 수술 방법이고 모즈미세도식수술은 조금씩 단계적인 추가 절제를 하면서 매번 조직검사를 통해 남아 있는 암세포가 있는지를 확인하면서 수술하는 방법입니다. 모즈미세도식수술을 사용할 경우 경계 부위의 암세포가 남아 있을 확률이 떨어져서 재발이 적다는 장점이 있지만 여러 단계의 수술을 해야 하기 때문에 수술 시간이 길어진다는 단점이 있습니다. 그럼에도 불구하고 다른 피부암과 마찬가지로 융기피부섬유육종 치료에 모즈미세도식수술을 많이 시행하고 있습니다. 암세포가 다른 부위에 전이가 된 경우에는 항암화학요법을 사용할 수도 있습니다. 최근 염색체 이상을 동반한 융기피부섬유육종의 경우에는 이마티닙(Imatinib)이라는 합성항체가 개발되어 사용되기도 하는데, 이는 혈소판유래성장인자 수용체(PDGF-receptor)를 방해해서 종양의 성장을 억제해 주는 작용을 하는 약제입니다. 이러한 약제는 재발성, 전이성, 혹은 수술이 불가능한 융기피부섬유육종의 경우에 사용됩니다.

7) 재발 및 전이를 잘 하나요?

융기피부섬유육종은 육종 가운데서도 악성도가 낮기는 하지만 높은 재발률로 인해 많은 환자들을 힘들게 만드는 암입니다. 최근 연구에 의하면 1–3 cm의 정상조직을 포함해서 절제를 하는 경우에도 10% 이상의 환자에서 국소적으로 재발하였으며, 수술 후 3년이 지나서야 재발이 발견되는 경우도 많습니다. 발생 부위에 따른 재발률의 차이는 없지만, 한 번 재발하는 경우 재차 재발할 확률이 높기에 최소한 5년 정도 재발 유무를 관찰해야 합니다. 전이는 드물지만 전체 환자의 1–5%에서 원격전이가 발견됩니다.

참/고/문/헌

1. 송병한, 박은주, 권인호 등. 피부섬유종과 융기성 피부섬유육종의 임상 및 병리조직학적 비교 고찰. 대한피부과학회지 2012; 50:516-523.

2. 윤영민, 손상욱, 서수홍 등. 소아에서 발생한 융기성 피부섬유육종 1예. 대한피부과학회지 2001; 39:609-611.

3. Bogucki B., Neuhaus I., Hurst E.A. Dermatofibrosarcoma protuberans: A review of the literature. Dermatol Surg 2012; 38:537-551.

4. Kim M., Huh C.H., Cho K.H., Cho S. A study on the prognostic value of clinical and surgical features of dermatofibrosarcoma protuberans in Korean patients. J Eur Acad Dermatol Venereol. 2012 Aug;26(8):964-971.

5. Wolff K., Goldsmith L.A., Katz S.I., Gilchrest B.A., Paller A.S., Leffell D.J., editors. Fitzpatrick Dermatology in General Medicine. 7th ed. New York: McGraw-Hill, 2008; 1159-1161.

14
머켈세포암

| 박지혜 |

1) 머켈세포암이란 무엇인가요?

머켈세포는 가벼운 접촉을 인지하는 촉각 수용체 역할을 하는 신경내분비계 세포이고 주로 표피의 기저층에 존재합니다. 머켈세포암은 머켈세포의 특징을 가지고 있는 조절되지 않는 세포의 성장으로 인해 발생하는 암이므로 신경내분비계 기원의 피부암이라고 정의할 수 있습니다. 미국에서는 연간 약 1500례 정도 발생하고, 국내 4차 병원에서도 25년간 약 31례 정도가 보고되는 매우 드문 암입니다. 나이가 들수록 발생 위험이 높아지는데, 전세계적으로 고령인구가 늘어나고 진단 기술이 발달하면서 근래 유병률이 2–3배 이상 증가하는 추세를 보이고 피부암 중 가장 악성도가 높다고 알려진 흑색종보다도 예후가 좋지 않아 드물게 발생하지만 많은 관심을 받고 있는 암입니다.

2) 우리 나라에도 머켈세포암이 드물게 발생하는 암인가요?

국내에서 보고된 자료들에 의하면 남성보다 여성에서 더 많이 발생하고 성비가 1.6–1.7배인데 반해 서양에서는 남성에서 더 유병률이 높다고 알려져 있습니다. 주로 60세 이상의 고령에서 발생하고 국내에서는 평균 발생 연령대가 67세경이지만, 30대에도 발생한 예가 있습니다. 위험인자로 앞서 언급한 고령 외에 면역저하 상태 그리고 백인과 같은 밝은 피부가 있습니다.

3) 머켈세포암은 왜 발생하나요?

머켈세포암은 고령, 에이즈 환자나 장기 이식을 받은 면역이 억제된 환자에서 발병률이 높습니다. 주로 자외선 노출 부위에 생기므로 면역이 저하된 상태에서 자외선 노출에 의한 유전적 변이로 인해 나타난다고 알려져 있지만 이 외에 중요한 원인이 비교적 최근에 밝혀졌습니다. 2008년도에 머켈세포암에서 다른 피부조직에서와 달리 폴리오마바이러스가 80% 이상에서 발견되면서 이 바이러스와 머켈세포암이 깊은 연관성이 있음이 알려졌습니다. 유사한 연구가 우리 나라에서도 진행되었는데 다른 피부암과 달리 머켈세포암에서 86.7%에서 폴리오마바이러스가 검출 되었습니다. 이 바이러스가 발견되지 않는 약 20%의 경우는 자외선 노출에 의해 발생하는 변이가 높게 발견되고 있어서 폴리오마바이러스와 자외선 노출이 머켈세포암의 발생에 중요한 역할을 한다고 생각되고 있습니다. 이러한 이유로 얼굴, 팔의 자외선 노출 부위에 주로 발생하지만 바이러스와 관련하여 자외선 노출이 없는 엉덩이, 몸통에서도 드물지 않게 나타나고 있습니다(그림 1).

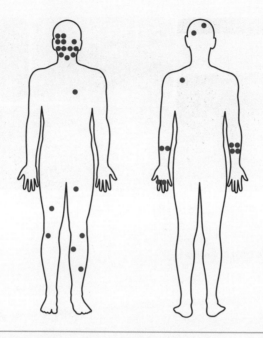

그림 1. 주로 자외선 노출 부위인 전완부와 얼굴에 발생한 사례가 많음(대한피부과학회지 2020;58(9):583-589. 발췌).

4) 머켈세포암은 어떤 형태로 나타나나요?

머켈세포암은 주로 얼굴, 팔과 같이 자외선 노출 부위에 붉은 종괴나 궤양의 형태로 나타납니다. 종괴는 아프거나 압통 등 주관적인 증상을 보이지 않고 갑자기 발생해서 빠르게 커지는 특징이 있습니다(그림 2). 증상이 없기 때문에 불편해서라기보다는 갑자기 종괴가 커져서 병원을 방문하는 경우가 많습니다. 머켈세포암은 피부에만 발생하는 것은 아니고 간혹 임파선이나 전이성 암의 형태로 여러 장기를 침범하기도 합니다.

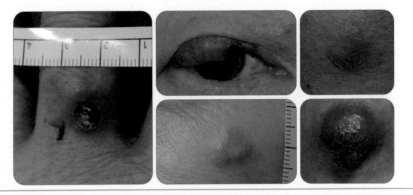

그림 2. 얼굴과 사지 종괴나 궤양의 형태로 나타나는 머켈세포암.

5) 머켈세포암은 어떻게 진단하나요?

주로 얼굴에 종괴의 형태로 나타나기 때문에 눈으로 관찰할 때는 낭종이나 크게 곪은 여드름으로 오인하는 경우들이 많습니다. 하지만 피부조직검사를 하게 되면 특징적인 모양의 머켈세포암의 종양세포를 관찰할 수 있고 이들이 CK20이라는 면역화학염색에서 양성을 보이기 때문에, 과거에 비해 더 확실한 진단을 할 수 있게 되었습니다.

6) 머켈세포암의 자연 경과와 병기 결정은 어떻게 하나요?

머켈세포암의 진단 후 생존율을 결정하는 것은 진단 당시의 병기로, 임파선이나 다른 장기로 전이된 상태라면 매우 나쁜 예후를 보입니다. 병기 설정은 다른 암의 병기 설정과 유사하게 종양의 지름이 2 cm를 넘는지, 종양이 뼈, 근육, 근막, 연골 등을 침윤하였는지, 주변 임파선으로의 전이가 있는지, 다른 장기로의 전이가 있는지에 따라 결정이 됩니다. 임파선 침범 유무를 확인하기 위해서는 감시림프절 검사가 필요하고 종양의 지름이 1

cm 이내이면서 감시림프절 검사에서 음성을 보인 위험도가 매우 낮은 경우를 제외하고는, 종양의 병기 결정을 하기 위해서 CT와 PET-CT와 같은 이미지 검사를 시행하게 됩니다. 머켈세포암이 다른 임파선이나 장기로의 전이가 없더라도 육안 상 확인되는 종양의 지름이 2 cm가 넘어갈 경우 5년 평균 생존율이 약 30.9% 정도로 매우 나쁜 경과를 보입니다. 국내 보고에서도 31명의 환자를 평균 62개월 동안 추적 관찰한 결과 12명(38.7%)이 재발하였고 10명(32.3%)이 사망하였다고 하며 재발 시기는 치료 후 평균 6.5개월로 비교적 초기에 나타났다고 합니다. 그러므로 종양이 진단되고 치료된 이후에도 처음 2년간은 매 3-6개월 간격으로 정기 검진이 필요하고 그 이후는 6-12개월 간격으로 추적 관찰이 필요합니다.

7) 머켈세포암은 어떻게 치료 하나요?

치료의 가장 기본 원칙은 종양의 수술적 제거이지만, 충분한 종양의 경계를 확보하지 못할 경우 방사선치료를 병행하기도 합니다. 수술의 권고 사항은 종양의 테두리로부터 2-3 cm 바깥쪽으로 제거를 하는 것이지만 실제로 이렇게 광범위하게 제거가 가능한 곳은 몸통 부위로 한정되어 있어 지금은 가능하다면 1-2 cm 정도의 경계를 확보하고 제거하도록 합니다. 얼굴이나 손가락과 같이 미용적, 기능적 이유로 광범위절제술이 어려운 경우, 종양의 재발을 낮추기 위해 최대한 종양 조직을 제거하고 감시림프절 검사를 통해 림프절 전이 유무를 확인하면서 이후 방사선치료를 병행합니다. 이는 이 종양이 방사선에 매우 민감하기 때문인데 경우에 따라서는 방사선치료만으로 종양의 재발 없이 성공적 치료를 한 사례들도 있습니다.

다른 장기로 전이되거나 종양이 수술로 제거하기에는 너무 클 경우 항암치료를 시행하기도 합니다. 항암치료는 초기 종양의 사이즈를 줄이는데 도움이 되지만 불행하게도 시간이 지나면 다시 종양이 커지는 경과를 보여 증상을 완화하는 정도의 치료로 사용되고 있습니다. 항암치료는 오히려 고령의 환자에서 사망률을 높이거나 삶의 질을 떨어뜨리는 등의 결과를 보여 수술 후 보조적 항암요법은 추천되지 않습니다. 대신 근래에 많이 사용되는 새로운 항암치료제인 면역항암제가 2016년도 임상에서 좋은 결과를 보여서 앞으로 더 좋은 성적을 보여줄 것으로 기대하고 있습니다.

참/고/문/헌

1. 최영환, 배재희, 오세진 외 Merkel 세포암 환자들의 임상 양상에 대한 고찰. 대한피부과학회지 2020; 58(9):583-589.

2. Hodgson NC. Merkel cell carcinoma: changing incidence trends. J Surg Oncol 2005; 89:1-4.

3. Kang S, Amagai M, Bruckner AL, Enk AH, Margolis DJ, McMichael AJ, Orringer JS., Chapter 113. Merkel cell carcinoma in Fitzpatrick's dermatology. 9ed. 2019.

4. Lemos BD, Storer BE, Iyer JG, Phillips JL, Bichakjian CK, Fang LC, et al. Pathologic nodal evaluation improves prognostic accuracy in Merkel cell carcinoma: analysis of 5823 cases as the basis of the first consensus staging system. J Am Acad Dermatol 2010; 63:751-761.

5. Paulson KG, Park SY, Vandeven NA, Lachance K, Thomas H, Chapuis AG, et al. Merkel cell carcinoma: current US incidence and projected increases based on changing demographics. J Am Acad Dermatol 2018; 78:457-463.e2.

6. Seung Min Chun, Sook Jung Yun, Seung-Chul Lee, Young Ho Won, Jee-Bum Lee. Merkel Cell Polyomavirus Is Frequently Detected in Korean Patients with Merkel Cell Carcinoma. Ann Dermatol 2013; 25(2):203-207.

15

혈관육종, 카포시육종

| 이우진 |

1) 혈관육종

(1) 혈관육종이란 무엇인가요?

혈관육종(血管肉腫, Angiosarcoma)은 혈관의 내피세포에서 발생한 악성종양입니다. 피부에 흔히 발생하지만 그 외에 연부 조직, 유방, 간, 비장, 골격, 횡문근, 혈관계 등의 장기에 발생하며, 전체 육종의 1~2% (백만 명당 년 1명의 발병률)를 차지하는 매우 드문 질환입니다. 혈관육종의 60%가 피부에 나타나며, 이 중에 과반수는 두피, 안면에 호발합니다. 초기에 피부와 피하조직을 경유하여 병변이 급속하게 진행하여, 폐, 림프절 등의 기관에 전이가 잘 되므로 예후가 나쁩니다.

(2) 혈관육종은 어떤 종류가 있으며, 피부암의 일종인가요?

피부에서 원발로 발생하는 3가지의 유형과 내부장기에서 전이되는 종류로 구분되지만 발병 원인은 확실하지 않습니다. 피부에 원발성으로 노인의 두피와 안면에 선행되는 병변 없이 발생하는 종류와 만성림프부종에 의해 이차적으로 유발되는 종류, 방사선 조사 후에 발생하는 종류, 그리고 내부 장기에서 전이되는 종류로 구분합니다. 혈관육종은 피부암 중에서 예후가 나쁜 악성종양입니다.

(3) 혈관육종은 어떤 모양인가요?

원발성 혈관육종은 노인의 두피와 안면에 발생하는 유형으로서, 70대의 남자에서 호발합니다. 병변은 경계가 불분명한 홍반성 혹은 적자색의 구진, 반 또는 판으로 시작하여 점차 주위로 확대되고, 표면이 불규칙해지면서 결절을 형성하고 궤양이 나타납니다. 병변의 초기에는 멍이 든 것처럼 보이거나 두피나 얼굴의 붓는 병변으로 나타나는 경우가 있어 진단이 늦어지는 경우가 있습니다. 외상에 의해 쉽게 피부에서 피가 나며, 성장 속도는 매우 빠르고 출혈성 수포 및 위성 병변이 나타나기도 합니다(그림 1).

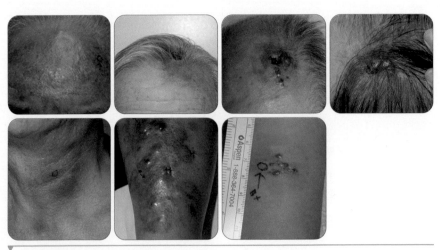

그림 1. **혈관육종의 다양한 임상 양상**

Stewart-Treves 증후군은 만성적으로 림프부종이 존재한 부위에서 병변이 발생하며 혈관육종의 10%를 차지합니다. 유방절제술과 겨드랑이 림프절절개술 후에 대부분 발생하며, 드물게 만성림프부종이 있는 다리에서 발생하는 경우도 있습니다. 림프부종이 있는 사지에 발생한 혈관육종의 병변은 전형적으로 약간 융기된 판 혹은 폴립 양상입니다.

방사선 노출에 의한 혈관육종은 가장 드문 유형입니다. 방사선치료 부위에 병변이 발생할 때까지의 기간은 약 4-42년으로 오랜 기간이 지나야 진단이 되는 경우도 있습니다. 유방암 및 비뇨생식기 종양에 대한 방사선치료 후 가슴부위 및 하복부에 많이 발생합니다. 무증상의 자색 또는 적색의 미만성의 침윤성 판, 구진상 결절, 궤양 등이 발생합니다.

전이성 병변은 내부 기관에서 발생하여 피부로 전이되어 나타나는 매우 드문 형태입니다. 원발성 혈관육종과 달리 다발성의 구진과 결절로 나타납니다. 전이성 혈관육종은 피부 병변 외에도 체중 감소, 발열, 피로감 등의 전신 증상을 동반하는 경우가 많습니다.

(4) 한국인의 혈관육종

2015년에 발표된 국내 연구에 의하면 한국인의 혈관육종은 남자에게 더 많이 발생하였고 진단 시의 평균연령은 66세였습니다. 70%의 환자에서 두피에서 병변이 발생하였으며 초기 병변의 80%가 홍반성 혹은 자색반 또는 판, 20%가 홍반성 결절 또는 종양이었습니다. 20%에서 목의 림프절, 10%에서는 폐 및 간 전이 소견이 관찰되었습니다. 치료 방법으로는 수술적 절제, 항암화학요법 또는 방사선치료 등을 시행하였습니다. 2020년에 발표된 국내 연구에 의하면 두피에 혈관육종이 발생한 경우 결절 형태의 병변이 흔하고 안면이나 몸통에 발생한 혈관육종보다 예후가 불량합니다. 두피에 혈관육종이 발생한 경우 다른 부위에 발생한 경우보다 림프절과 타 장기 전이가 흔하므로 주의가 필요합니다.

(5) 혈관육종의 치료와 예후는 어떤가요?

혈관육종의 정립된 치료법은 없습니다. 조기 진단과 완전한 광범위 외과적 절제술만이 유일한 근치방법입니다. 그러나 혈관육종은 정상 피부와의 경계가 불명확한 경우가 흔해 수술 부위의 결정이 어려울 때도 있습니다. 수술이 불가능한 경우 방사선치료를 합니다. 타 장기 전이 및 광범위한 범위일 경우 항암화학요법을 고려해볼 수 있지만, 항암제의 효과가 높지 않습니다. 혈관육종은 진행이 매우 빠르고 국소 재발 및 폐, 림프절 같은 내부 장기의 전이가 잘 되므로 예후가 불량합니다. 그러므로 조기 진단이 매우 중요합니다. 병변은 초기에 피부와 피하조직을 통하여 주위 조직으로 광범위하게 확산되면서 다른 장기에 원격전이가 발생합니다. 5년 생존율은 12-33%에 불과합니다. 따라서 노인의 두피나 얼굴에 붉은색이나 보라색의 피부 병변이 발생하면 피부과 전문의를 즉시 찾으셔야 합니다.

2) 카포시육종

(1) 카포시육종이란 무엇인가요?

카포시육종(Kaposi肉腫, Kaposi sarcoma)은 림프혈관증식성 질환이며, 혈관, 림프관 구조의 증식을 보이는 종양이므로 육종의 일종입니다. 카포시육종은 다른 장기로의 전이가 드물고, 저절로 소실되는 경우가 있어 육종이라는 이름처럼 위험한 종양은 아닙니다. 질환 경과가 빠르거나 악성도가 높지 않아 경계성 혈관종으로 분류됩니다.

(2) 카포시육종은 왜 발생하며 피부암의 일종인가요?

대부분의 카포시육종은 피부나 점막에서 기원하며, 드물게 림프절 및 내부장기에서 발생합니다. 카포시육종은 종양을 일으키는 바이러스와 관련이 있습니다. 종양을 일으키는 바이러스는 인간헤르페스바이러스-8 (HHV-8)로 밝혀졌으며, 바이러스에 감염된 혈관내피세포에서 기원합니다. 인간헤르페스바이러스-8은 카포시육종 환자의 95%에서 발견되며, 바이러스 감염이 종양 발생의 직접 원인이 되거나 큰 영향을 줍니다. 50세 이상의 인간헤르페스바이러스-8에 감염된 사람 중 매년 0.015-0.3%에서 카포시육종이 발생합니다. 후천성면역결핍증을 일으키는 인체면역결핍바이러스와 동시에 감염된 사람에서는 10년간 약 절반에서 카포시육종이 발생합니다.

(3) 카포시육종에는 어떤 형태가 있나요? 어떤 모양으로 나타나나요?

카포시육종은 어느 지역에서, 누구에게, 어떤 형태로 생기냐에 따라서 고전형, 아프리카 토착형, 의인성 면역억제관련형, 에이즈 관련형의 4가지 형태로 나누어집니다. 전형적인 병변을 보이는 '고전형'의 경우 주로 동부 유럽인이나 유대인, 지중해 연안에 사는 인종의 50세 이상 남자에게 흔하게 발생합니다. 주로 푸른 보라색을 띠는 반점으로 시작하고 반점이 커져서 병변이 만져지면 넓적한 판으로 튀어나오거나 종양처럼 커지기도 합니다 (그림 2). 초기 병변이 저절로 사라지기도 하지만 새 병변이 생기면서 같은 시기에 다양한 병변이 혼재되어 관찰됩니다. 어디든 발생할 수 있지만, 하지 특히 발목 및 발바닥에 많이 생기며, 처음에는 단일병변으로 시작되어 진행될수록 병변의 개수가 증가하고 피부의 다른 부위로 퍼져나갑니다.

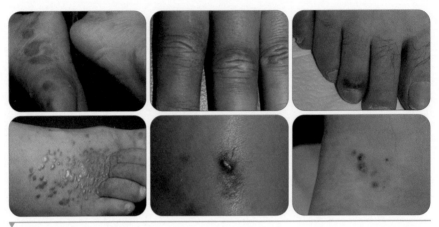

그림 2. 카포시육종의 다양한 임상양상

아프리카 토착형은 이름 그대로 아프리카 흑인 청장년층에 잘 생기고, 병의 진행은 고전형처럼 생명에 지장을 주지 않고 피부에만 증상을 보이는 경우도 있지만 심한 경우 림프절을 따라 진행하여 사망하기도 합니다. 의인성 면역억제관련형은 대부분 장기이식 후 면역억제치료를 받는 환자에게 발생하게 되는데 다른 질환으로 면역억제제를 복용하거나 항암치료, 방사선치료를 받는 사람들에게서 발생하고 면역억제치료를 중단하면 증상이 좋아지는 형입니다. 연구결과에 따르면, 신장이식 후 엔데믹 지역에서는 이식환자의 3.5%, 미국, 서유럽에서는 0.4%에서 발생하며 남자에서 여성보다 3.3배 흔히 발생합니다. 에이즈관련형은 1981년 미국에서 젊은 남성 동성애자들에게서 발병되면서 에이즈와의 관련성이 알려지게 되었습니다. 병의 경과가 빨라서 머리, 목, 몸통에 주로 발생하고 입안 등의 점막부위와 내부 장기를 침범할 수 있어 고전형과는 차이가 있습니다. 특히 동성애 남자 에이즈환자에서 많이 발생하며, 고활성 항바이러스요법이 도입된 후 발생률이 감소하였습니다.

(4) 한국인에서의 카포시육종

과거보다 항암제와 면역억제제를 이용한 치료가 증가되면서 면역이 저하된 인구가 증가하여 카포시육종의 유병률도 증가하게 되었습니다. 국내에 발표된 증례들은 대부분 60세 이상의 노인들에서 발생하였으며, 면역력은 정상이지만 사구체 신염, 관절염 등으로 장기간 스테로이드를 사용하여 발생하거나, 암이나 이식 수술 받은 후에 생긴 예에 관한 다수의 보고가 있습니다. 우리나라 역시 서양과 같이 고령 남자의 발바닥에 보라색 반점으로 시작하여 진행하는 고전형 외에 장기이식 이후 또는 다른 질환 치료 목적으로 면역억제제를 복용하면서 면역력이 억제된 환자에서 발생하는 경우가 점차 증가하고 있습니다. 우리나라 통계에 따르면 2008년 이후 꾸준히 유병률이 증가하고 있습니다.

(5) 카포시육종의 치료와 예후는 어떤가요?

고전형의 경우 병변이 어느 부위에 몇 군데 있는지, 피부를 어느 정도 침범했는지에 따라 치료법이 다릅니다. 한 곳에만 있다면 수술적으로 제거할 수 있으며, 피부 표면에만 국한된 경우에는 냉동요법을 통해서 병변을 제거할 수 있습니다. 냉동요법으로 피부표면에 국한된 병변은 완치될 수 있지만, 깊은 병변은 완치되기 어렵고, 호전 후 재발되는 경우가 많습니다. 크기가 작고 피부 표면에 국한된 얇은 병변에 비타민 A 유도체 연고제 또는 이미퀴모드 연고제가 도움이 될 수 있습니다. 그보다 깊이 존재하고 몸의 특정 부위에만 국한된다면 방사선치료를 시행할 수 있는데 피부에 발생한 국소적으로 퍼져 있고 큰 병변에도 방사선치료를 고려할 수 있습니다. 폐, 림프절 전이와 같은 피부 외 장기의 병변이 발생하거나, 짧은 기간 내에 피부병변이 급격히 증가하는 경우 항암요법을 고려할 수 있습니다. 최근 면역관문억제제 항 PD-1 항체 치료도 시도되고 있습니다. 고전형의 카포시육종은 질환의 경과가 빠르거나 악성도가 높지 않으며, 대부분에서 진단 후 10–15년 이상 생존합니다. 한 연구에 의하면, 진단 후 약 5년 동안 2%의 환자만 카포시육종으로 인해 사망하게 됩니다. 에이즈 관련형이라면 에이즈를 유발하는 인간면역결핍바이러스의 복제를 억제하는 고활성 항바이러스요법을 시행할 경우 몸 전반의 면역 상태가 좋아지면서 호전되고, 경우에 따라서는 완전 치유될 수 있습니다. 의인성 면역억제관련형 역시 면역억제치료를 감량하거나 중단한 후 면역력이 정상화되면서 자연 소실될 수 있습니다.

참/고/문/헌

1. 김성권, 이승호, 김유찬, dldmsth. Kaposi 육종의 임상과 병리조직학적 특성 및 Human Herpes Virus 8 검출의 감별 진단적 유용성. 대한피부과학회지. 2006; 44(2):166-172.

2. 박동화, 김지연. 혈관육종에 대한 임상 및 병리조직학적 분석. 대한피부과학회지. 2015; 53(3):188-195.

3. Abraham JA, Hornicek FJ, Kaufman AM, Harmon DC, Springfield DS, Raskin KA, et al. Treatment and outcome of 82 patients with angiosarcoma. Ann Surg Oncol. 2007; 14(6):1953-1967.

4. Anderson LA, Lauria C, Romano N, Brown EE, Whitby D, Graubard BI, et al. Risk factors for classical Kaposi sarcoma in a population-based case-control study in Sicily. Cancer Epidemiol Biomarkers Prev. 2008; 17(12):3435-3443.

5. Moon IJ, Won CH, Chang SE, Lee MW, Choi JH, Lee WJ. Clinicopathological and survival analyses of primary cutaneous angiosarcoma in an Asian population: prognostic value of the clinical features of skin lesions. Int J Dermatol. 2020; 59(5):582-589.

6. Park K, Bae JM, Chung KY, Yun SJ, Seo SH, Ahn HH, et al. Incidence and Prevalence of Skin Cancers in South Korea from 2008 to 2016: A Nation-Wide Population Based Study. Ann Dermatol. 2022; 34(2):105-109.

7. Stallone G, Schena A, Infante B, Di Paolo S, Loverre A, Maggio G, et al. Sirolimus for Kaposi's

sarcoma in renal-transplant recipients. N Engl J Med 2005; 352(13):1317-1323.

8. Vitale F, Briffa DV, Whitby D, Maida I, Grochowska A, Levin A, et al. Kaposi's sarcoma herpes virus and Kaposi's sarcoma in the elderly populations of 3 Mediterranean islands. Int J Cancer. 2001; 91(4):588-591.

16

피부림프종

| 이미우 |

1) 피부림프종은 어떤 병이며 어떤 종류가 있나요?

피부림프종(皮膚림프腫, Cutaneous lymphoma)은 림프구의 악성 증식이 피부를 침범하는 질환으로 크게 피부T세포림프종과 피부B세포림프종으로 나눌 수 있습니다. 이 중 균상식육종이 가장 흔하며 그 외 원발성 피부역형성대세포림프종, 림프종모양구진증, 피하지방층염모양T세포림프종, 비강외NK/T세포림프종 등이 한국에서 비교적 발생빈도가 높습니다. 피부림프종을 분류하는 이유는 각각의 림프종에 따라 임상소견, 치료 및 경과가 다르기 때문입니다.

2) 우리나라의 림프종은 다른 나라와 어떤 차이가 있나요?

피부림프종은 인종이나 지역에 따라 큰 차이가 있습니다. 서구에서는 피부T세포림프종이 70-80%를 차지하나 우리나라에서는 95% 이상을 차지합니다. 이에 반해 피부B세포림프종은 서구에서 20-30%이나 우리나라에서는 5% 미만입니다. 그리고 서구에 비해 우리나라에서 비강외NK/T세포림프종, 피하지방층염모양T세포림프종의 빈도가 높습니다.

3) 균상식육종은 어떤 질환인가요?

피부T세포림프종 중 가장 대표적인 질환으로 전체 피부림프종 발생의 절반 정도를 차지합니다. 남자가 여자보다 2배 더 흔하며 중장년층에 흔히 발생하나 소아를 비롯한 여러 연령층에서 발생할 수 있습니다. 발생빈도는 우리나라에서는 정확한 통계가 없으나 미국에서는 연간 약 3,000명 정도 발생한다고 하며 우리나라에서도 최근 증가하는 추세에 있습니다.

4) 균상식육종의 피부 병변은 어떤 특징이 있나요?

피부에 발생하는 부위는 햇빛에 노출되지 않는 부위, 특히 속옷을 입었을 때 가려지는 곳입니다. 병은 반, 판, 종양 등 세 가지가 특징이며 보통 순서대로 발생합니다. 반은 평평한 병변이고 판은 융기되고 딱딱한 병변이며 종양은 솟아오른 "혹" 같은 병변입니다(그림 1, 그림 2, 그

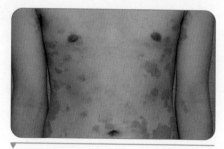

그림 1. 균상식육종 환자의 반

림 3). 초기 병변인 반은 다른 피부 질환과 유사하게 보여 정확한 진단이 내려지기 전까지 종종 습진, 건선 및 무좀 등으로 오인될 수 있습니다. 대부분의 환자가 가려움을 호소하나 가려움증이 없는 환자도 있습니다.

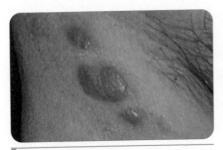

그림 2. 균상식육종 환자의 판

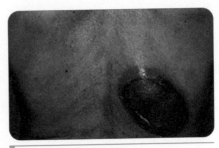

그림 3. 균상식육종 환자의 종양

5) 균상식육종은 어떻게 진행되나요?

대부분의 균상식육종은 천천히 진행하나 드물게 빨리 진행될 수도 있습니다. 대부분의 환자는 특별한 합병증 없이 피부 병변만 존재하나 약 10%에서 림프절이나 내부 장기를 침범합니다. 림프절 및 내부 장기 침범 시는 병의 진행이 빨라 사망할 수도 있습니다.

6) 균상식육종의 원인은 무엇인가요?

계속되는 연구에도 불구하고 현재로서는 이 질환을 유발하는 원인이 밝혀지지 않고 있습니다. 현재까지 화학물질, 살충제, 자외선, 알레르기, 세균, 바이러스, 직업과의 관련성은 없는 것으로 알려져 있습니다.

7) 균상식육종은 어떻게 진단하나요?

초기 균상식육종은 다른 피부병과 비슷하게 나타나기 때문에 종종 다른 피부병으로 오인되며 정확한 진단이 수년간 지연될 수 있습니다. 병력과 진찰 소견을 토대로 한 임상 양상과 조직검사가 진단에 가장 중요하며 면역조직화학검사 및 분자생물학적 검사가 진단에 도움을 줄 수 있습니다. 일단 피부에서 균상식육종이 진단되면 병의 진행 상태에 따라 림프절검사(방사선검사 및 조직검사), 혈액검사, CT 및 PET-CT 등이 필요할 수 있습니다.

8) 균상식육종의 치료는 어떻게 하나요?

균상식육종의 상태에 따라 다르며 초기에는 자외선치료, 광역동치료, 레티노이드제 내복, 메토트렉세이트(MTX) 내복 등을 사용할 수 있으며 병이 진행되어 종양기나 내부 장기 침범 시 방사선조사, 항암화학요법 등을 사용합니다.

9) 한국인에서의 피부림프종

피부림프종은 종류가 다양하며 각 질환에 따라 피부 소견 및 경과, 치료 등이 다릅니다. 따라서 피부림프종이라고 진단을 받아도 모두 동일한 것은 아닙니다. 다음에는 균상식육종 이외에 한국에서 비교적 발생빈도가 높은 몇 가지 림프종에 대해 알아보겠습니다.

(1) 원발성 피부역형성대세포림프종은 어떤 질환인가요?

원발성이라는 뜻은 림프종을 진단하는 당시에 림프절 등 전신 장기의 침범은 없고 피부에만 병변이 있는 것을 가리킵니다. 병변의 모양은 핑크빛 또는 붉은색깔을 띠며, 1–2 달 사이에 갑자기 생겨 점차 커집니다(그림 4). 진단은 조직검사와 특수면역조직화학검사를 통해 이루어집니다.

(2) 원발성 피부역형성대세포림프종의 치료와 예후는 어떤가요?

치료로는 병변의 수가 너무 많은 경우에는 항암치료를 시행하지만 병변의 개수가 많지 않을 때는 국소적인 방사선 치료, 수술적 제거 등으로 치료합니다. 피부 이외에 다른 장기로 퍼지지 않을 경우에는 비교적 경과가 좋습니다.

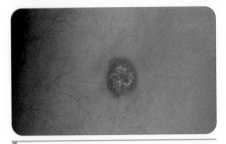

그림 4. 팔에 생긴 원발성 피부역형성대세포림프종

(3) 림프종모양구진증은 어떤 질환인가요?

이 질환은 매우 특이한 질환입니다. 병변의 특징은 몇 달 내지 몇 년 동안 장기간 반복되는 가려움증이 없는 붉은 구진으로 나타납니다. 병변의 크기는 1 cm 전후로 그리 크지 않습니다. 각각의 피부 병변은 아무런 치료를 하지 않아도 자연히 소실되지만 새로운 병변이 자꾸

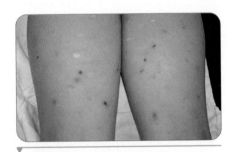

그림 5. 다리에 생긴 림프종모양구진증

생기기 때문에 전신에 걸쳐 다수의 구진이 분포하며 소실된 병변은 흉터를 남기는 경우가 많습니다(그림 5). 따라서 피부 소견만 보면 피부암보다는 오히려 피부염과 유사하지만 조직검사를 시행하면 림프종과 유사한 소견이 나오기 때문에 림프종모양구진증이라 불립니다.

(4) 림프종모양구진증의 경과와 치료는 어떤가요?

이 질환은 피부림프종에 속해 있기는 하지만 경과가 가장 좋은 질환입니다. 대부분의 경우 내부 장기의 침범은 보이지 않습니다. 치료의 목적은 새로운 병변의 발생을 막고 호전된 피부병변을 유지하는 것입니다. 치료는 자외선치료, 저용량의 메토트렉세이트(methotrexate) 등을 사용합니다. 하지만 환자의 10-20% 정도는 수년 후에 균상식육종을 포함하는 림프종으로 진행할 수 있기 때문에 지속적인 경과 관찰이 필요합니다. 시간이 경과해도 자연 소실되지 않고 점차 크기가 커지는 병변이 있으면 림프종으로의 진행을 확인하기 위하여 조직검사가 반드시 필요합니다.

(5) 피하지방층염모양T세포림프종은 어떤 질환인가요?

하지나 상지, 드물게는 몸통 부위에 피부 깊숙이 만져지는 덩어리가 발생하거나 피부가 붉어지거나 피부가 허는 증상이 나타납니다(그림 6).

수년간 피부 병변이 재발하지만 별다른 전신 증상이 동반되지 않고 점진적으로 진행하여 경과가 양호한 편입니다. 진단은 조직검사와 특수면역조직화학검사를 통해 이루어

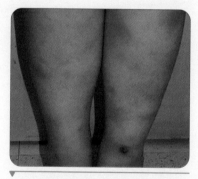

▼ 그림 6. 피하지방층염모양T세포림프종

지는데 염증성 지방층염과 구별이 어려울 수 있어 정확한 진단이 필요합니다.

(6) 피하지방층염모양T세포림프종의 경과와 예후는 어떤가요?

만성으로 수년간 피부만 지속된 경우에는 항암제나 스테로이드제에 비교적 좋은 반응을 보입니다.

(7) 비강외NK/T세포림프종은 어떤 질환인가요?

한국을 포함하는 아시아, 중미, 남미에서 발생하는 림프종입니다. 피부에서 일차적으로 발생할 수도 있고 코를 포함한 인후 부위에서 일차적으로 발생하여 피부에 이차적으로 전이하는 경우도 있는 질환입니다. 발열, 무력감, 근육통, 체중 감소 등의 전신증상과 함께 몸통이나 팔, 다리에 붉은색의 판이나 종양, 궤양이 발생합니다(그림 7). 병변은 비교적 급속히 발생하여 확산됩니다.

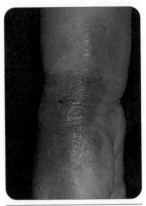

▼
그림 7. 팔에 생긴 비강외NK/T세포림프종

(8) 비강외NK/T세포림프종의 치료와 경과는 어떤가요?

항암치료에도 불구하고 예후가 가장 나쁜 림프종으로 평균 생존기간은 12개월 정도입니다.

(9) 피부B세포림프종은 어떤 질환인가요?

한국에서는 서양과 달리 B세포림프종이 차지하는 빈도는 전체 피부림프종의 5% 정도로 비교적 드문 질환입니다. B세포림프종은 단일 질환이 아니고 이 질환 안에 여포중심림프종(follichle center cell lymphoma), 변연부B세포림프종(marginal zone B cell lymphoma), 하지형피부미만B대세포림프종(diffuse large B cell lymphoma, leg type) 등의 질환을 포함합니다. 얼굴과 두피에 한 개의 덩어리 형태로 나타나며, 일정 기간 동안 없어지지 않고 지속되는 특징을 가집니다(그림 8). 하지만 림프종의 종

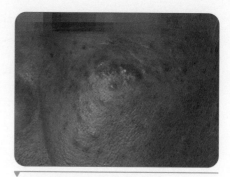

▼ 그림 8. 얼굴에 생긴 피부B세포림프종

류에 따라 팔과 몸통에 발생한 구진, 종양의 형태이거나 다리에 적색의 판 형태인 것도 존재합니다.

(10) 피부B세포림프종의 진단은 어떻게 내려지나요?

앞서 설명한대로 피부B세포림프종은 종류가 다양하기 때문에 정확한 진단이 중요합니다. 하지만 피부B세포림프종은 조직검사 소견이 가성림프종(실제로는 림프종이 아니나 조직검사 소견이 림프종과 상당히 흡사해 감별이 어려운 질환)과 상당히 유사해 보이거나 피부B세포림프종 안에서도 서로 감별이 어려울 수 있습니다. 따라서 정확한 진단을 위해서는 여러 번의 조직검사가 필요할 수 있는 질환입니다.

(11) 피부B세포림프종의 경과와 예후는 어떤가요?

피부B세포림프종에 속하는 질환은 다양하기 때문에 질환 별로 다른 경과를 보입니다. 병변이 단일 병변일 경우에는 수술적 절제나 방사선치료 등을 시행할 수 있으며, 병

변이 다수로 분포하는 경우에는 항암치료, anti-CD20 antibody (Rituximab) 등의 약물치료를 시행하는 것이 일반적인 경향입니다. 여포중심림프종과 변연부B세포림프종이 한 개의 종양 형태인 경우 양호한 경과를 보입니다. 하지형피부미만B대세포림프종은 다소 나쁜 예후를 보입니다.

참/고/문/헌

1. 대한피부과학회 교과서 편찬위원회. 피부과학. 개정 7판. McGrowHill. 2020. 668-679.
2. 이미우 고재경, 권경술 등. 한국인에서의 피부 림프종의 임상 및 병리조직학적 연구. 대한피부과학회지. 2003; 57:41-48.

피부전이암

| 안효현 |

1) 피부전이암이란 무엇인가요?

전이(metastasis)란 악성종양이 진행하여 처음 발생한 장기에서 다른 장기로 퍼져 나간 것을 말합니다. 따라서 피부전이암(皮膚轉移癌, Metastatic cancer of the skin)이란 피부 이외의 장기에서 발생한 원발암이 피부로 퍼져 나가 발생한 암을 말합니다. 내부 장기의 암이 피부로 전이되는 것은 다른 장기로 전이되는 것보다는 더 드물게 나타납니다.

2) 피부전이암은 얼마나 자주 볼 수 있나요?

피부전이암은 전체 피부암 중 약 2% 정도입니다. 피부전이암의 발견 빈도가 지속적으로 증가 추세에 있는데 피부전이암에 대해 더 잘 알게 된 것, 기타 장기의 암 발생률이 증가한 것, 종양 환자의 생존기간이 길어져 피부전이암이 나타날 때까지 생존하게 된 것 등이 주요 원인이라 하겠습니다.

3) 피부전이암의 발견은 왜 중요한가요?

피부전이암은 대부분 암 말기에 나타나지만 약 20%에서는 원발암보다 먼저 발견됩니다. 이럴 경우 피부전이암을 통해 아직 발견되지 않은 다른 장기의 원발암을 진단하는데 도움이 될 수 있습니다. 이렇게 피부전이암이 먼저 발견될 가능성이 많은 암으로는 폐암, 신장암, 난소암이 있습니다. 한편 원발암 진단 후 발견된 피부전이암은 원발암의 치료 방침을 결정하거나 예후를 예측하는 데 있어 중요한 의의를 갖습니다.

4) 피부전이암은 어떤 모양인가요?

피부전이암은 대개 중장년층에서 갑자기 특별한 이유 없이 한 개 또는 여러 개의 결절성 병변으로 나타나게 됩니다. 드물게는 염증성 병변이나 단단하게 굳은 덩어리 형태를 보이기도 합니다(그림 1).

피부전이암의 병변은 보통 단단하고 통증이 없어서 원발암에 대한 사전 지식

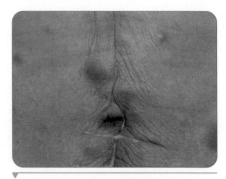

그림 1. 위암에서 전이된 피부전이암

이 없으면 다른 질환으로 오진될 수 있습니다. 결절은 보통 궤양을 형성하지 않으며, 크기는 다양해서 달걀만큼 클 수도 있고 좁쌀만큼 작을 수도 있습니다. 색은 살색, 분홍색, 보라색, 흑갈색 등을 띠게 됩니다. 염증성 병변은 특징적으로 부종, 국소 발열, 통증 등을 동반하는 붉은색의 약간 융기된 넓은 병변으로 나타나며 단독이나 연조직염 같은 세

균감염성 피부질환과 유사합니다(그림 2).

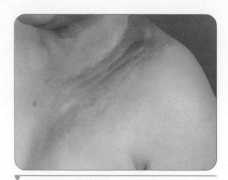

그림 2. 폐암에서 전이된 피부전이암

가슴의 병변은 주로 유방암의 전이에 의해 발생하나 이외에도 췌장암, 위암, 폐암, 직장암 등의 전이에 의한 경우도 있습니다. 병변은 한 개 또는 여러 개의 병변으로 증상이 없고 비교적 경계가 명확하며 단단하게 굳은 형태로 나타납니다. 그러므로 어느 날 갑자기 발견된 한 개 또는 여러 개의 단단한 병변이 통증 없이 좋아지지 않고 지속된다면 전문의를 찾아 진료를 받도록 해야 합니다. 피부전이암은 드물게 탈모증상으로 나타날 수도 있습니다. 이 경우는 대개 유방암, 폐암, 직장암, 신장암에서 전이된 경우입니다. 또한 배꼽 부위에 나타날 수도 있는데 이 경우는 대개 난소암, 위장관암, 전립선암의 피부전이암입니다. 역사적으로 외과조수인 Sister Mary Joseph가 처음 발견하여 배꼽에 종양이 있는 것을 피부전이암의 증거로 보았기 때문에 현재까지도 Sister Mary Joseph 결절이라 불리기도 합니다.

5) 피부전이암은 신체 어느 부위에 잘 발생하나요?

피부전이암은 대개 원발암 근처에 발생합니다. 따라서 피부전이암이 나타난 장소를 통해 원발암의 장소를 추측하는 데 도움이 됩니다. 그러나 원발암과 거리가 먼 부위에 피부전이암이 발생하는 것도 드물지는 않으며, 이런 원거리 전이를 잘하는 악성종양에는 악성흑색종, 폐암, 유방암, 신장암, 갑상선암 등이 있습니다. 한편 두피는 매우 다양한 암이 전이되는 곳으로, 남자는 주로 폐암 초기, 신장암 초기에 전이되어 나타나고, 여자에서는 주로 유방암 말기 때 전이되어 나타납니다. 따라서 중장년 성인이 수주 또는 수개월 내로 갑자기 증상이 없는 덩어리가 피부에 만져진다면 의사의 진찰을 받으시기를 권유합니다.

6) 한국인에서의 피부전이암

1987년 발표된 연구 결과에 따르면 피부전이암 96예 중에서 남자가 66예, 여자가 30예로, 남녀 간의 발생비는 약 2 : 1이었으며, 발생연령은 남자에서는 50대, 여자에서는 40대에서 가장 높았습니다. 원발 부위를 알 수 있었던 61예 중 남자에서는 위암이 12예로 가장 많았고 폐암이 11예 있었으며, 여자에서는 유방암이 8예로 제일 많았습니다. 전체적으로는 위암, 폐암, 유방암이 피부전이암의 대부분을 차지하였습니다. 2002년 피부전이암 68예의 분석 결과에 따르면 남자가 21예, 여자가 47예로서 남녀 비율은 약 1 : 2.2였으며 발생연령은 남자의 경우 70대, 여자의 경우는 60-70대에서 가장 높았습니다. 피부전이암의 원발 내부 장기별 분포를 보면 남자에서는 총 21예 중 폐암이 7예로 제일 많았고 그 다음으로 위암이 3예였습니다. 여자에서는 총 47예 중 유방암이 30예로 가장 많았고 폐암이 9예, 자궁경부암이 4예, 위암이 3예였습니다. 전체적으로 유방암과 폐암, 위암이 각각 45.6%, 23.5%, 8.8%로 피부전이암의 대부분을 차지하였습니다. 2006년 피부전이암 80명에 대한 분석에서는 남녀비는 약 1.05 : 1이었으며 남자에서는 폐암이, 여자에서는 유방암이 제일 높았습니다. 보다 최근인 2021년의 112예의 보다 많은 증례의 연구에서는 남자에서는 폐암, 위암의 순서로 많았으며, 여자에서는 유방암이 제일 많았습니다. 남녀 모두 합쳐보면 유방암, 폐암, 위암이 42.0%, 18.8%, 10.7%의 순서로 나타났습니다. 이러한 연구 결과들을 종합하면 한국인의 피부전이암은 남자와 여자의 구분 없이 누구나 발생 가능하며, 발생 암종은 시대에 따른 변화가 있으나 최근에는 대체로 원발암으로 남자에서는 폐암, 여자에서는 유방암이 가장 많은 빈도를 차지하는 것을 알 수 있습니다.

7) 피부전이암의 치료와 예후는 어떤가요?

피부전이는 대개 말기암에서 발생하므로 피부전이암의 예후는 일반적으로 좋지 않습니다. 피부전이암이 발견된 후 평균생존기간이 7.5개월이며, 절반의 환자가 6개월 이내 사망하는 것으로 보고된 바 있습니다. 특히 폐암이나 난소암, 상기도암, 상부위장관암 등일 경우 더욱 예후가 좋지 않습니다. 그러나 일부 환자에서는 피부전이암 발견 후 수년간 생존한 경우도 있어 예후가 항상 나쁜 것은 아닙니다. 이와 같이 피부전이암은 대개 예후가 좋지 않으므로 피부전이암의 치료로는 증상 완화 치료만 하는 경우가 많습니다. 그러나 수술적 절제, 전신항암화학요법, 병변 내 항암화학제 또는 면역치료, 방사선치료 등이 효과적일 수도 있습니다.

참/고/문/헌

1. 김유찬, 조광현, 이유신 등. 내부 장기암의 피부전이. 대한피부과학회지 1987; 25:213-221.
2. 이지현, 문우성, 윤석권 등. 피부 전이암의 임상 및 병리학적 소견. 대한피부과학회지 2006; 44:567-573.
3. 이창남, 유충의, 박현정 등. 피부전이암의 임상 및 병리조직학적 고찰. 대한피부과학회지 2002;

40:1212-1218.

4. Kwon HM, Kim GY, Shin DH et al. Clinicopathologic features of cutaneous metastases from internal malgnacncies. Journal of pathology and translational medicine 2021; 55:289-297.

5. Nashan D., Müller M.L., Braun-Falco M., Reichenberger S., Szeimies R.M., Bruckner-Tuderman L. Cutaenous metastases of visceral tumours: a review. J Cancer Res Clin Oncol 2009; 135:1-14.

6. Schwartz R.A. Cutaneous metastatic disease. J Am Acad Dermatol 1995; 33:1.

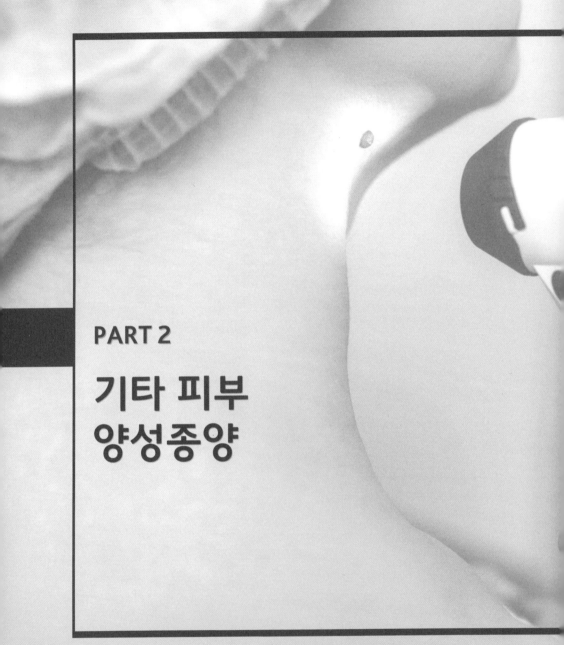

PART 2

기타 피부
양성종양

피 부 암　전 문 의 의
한국인 피부암 이야기

18

표피낭종, 모낭종, 피지낭종

| 김정수 |

1) 표피낭종

(1) 표피낭종은 무엇인가요?

표피낭종(表皮囊腫, Epidermal cyst)은 표피로 둘러싸인 각질과 그 부산물을 함유한 낭종으로, 피부의 가장 바깥층에서 각질을 만들어내는 세포인 표피세포들이 진피 내에서 증식하면서 주머니를 형성하고 낭종 내 세포로부터 생성된 각화물질들이 쌓이는 비교적 흔한 양성종양입니다. 이는 모낭의 입구가 막히거나 외상으로 인해 표피세포가 진피 내로 삽입되는 경우, 태생기 융합면을 따라 표피세포가 진피 내에 잘못 위치하는 경우 등의 원인에 의해서 발생합니다.

(2) 표피낭종의 증상으로는 어떤 것들이 있나요?

표피낭종은 모낭이 존재하는 부위인 얼굴, 두피, 목, 몸통에 잘 발생하고 외상으로 생길 경우는 진피 내로 표피세포가 이식되어 손바닥이나 발바닥에도 발생할 수 있습니다.

보통 1–5 cm 직경의 크기로 발생하는데 흔히 피부에 반구형의 돌출물을 만들고, 만져봤을 때 말랑말랑합니다. 또한 아래 조직에 단단하게 붙어 있지 않고 비교적 자유롭게 움직이는 낭종의 양상으로 나타납니다. 때때로 이차감염을 일으켜 압통이 발생할 수도 있습니다. 병변 중심에는 사진에서 보는 것과 같이

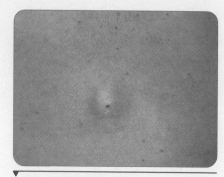

그림 1. 등에 발생한 표피 낭종

개구부(구멍)가 있으며 낭종을 압박 또는 절개하면 악취가 나는 치즈 모양의 지방질과 연화된 각질이 배출됩니다(그림 1).

　표피 낭종은 매우 흔하고 누구에게나 평생 어느 시기에도 발생할 수 있지만, 이를 방치할 경우 이차감염이 발생하여 농양, 피부괴사, 흉터, 봉와직염, 패혈증 등을 유발할 수 있어 치료가 필요합니다.

(3) 표피낭종과 감별해야 할 피부질환은 무엇이며, 어떻게 진단하나요?

　표피낭종은 대부분 임상소견만으로 쉽게 진단이 되지만 드물게 모기질종, 지방종, 피지낭종, 피부섬유종, 진피 내 모반 등 다양한 종류의 질환과 임상소견이 유사하게 나타날 수 있어 정확한 진단을 위해서는 조직검사가 필요합니다.

(4) 표피낭종은 어떻게 치료하나요?

　표피낭종은 외과적으로 쉽게 제거할 수 있는 질환으로 가장 좋은 치료법은 피부를 절

개하여 낭종벽을 포함하여 완전히 제거하는 것입니다. 낭종이 파열되거나 이차감염이 있을 때는 즉각적인 제거 수술 대신 우선 절개하여 고름을 짜내고 낭종의 잔유물을 제거한 후 항생제 투여가 필요합니다. 이후 다시 낭종이 발생하면 합병증이 생기기 전에 절제하는 것이 좋습니다.

2) 모낭종

(1) 모낭종이란 무엇이고 왜 발생하나요?

모낭종(毛囊囊腫, Pilar cyst)이란 모낭의 바깥층을 구성하는 모발겉뿌리싸개의 구조적 변화로 발생하는 낭종으로, 내부가 모발 각질로 채워져 있습니다. 대개의 경우 유전성이 아니지만 드물게 보통염색체 우성유전 방식으로 유전되며 중년 여성에서 잘 발생합니다.

(2) 모낭종은 어떤 모양인가요?

다양한 크기의 부드럽고, 경계가 명확한, 비교적 자유롭게 움직이는 결절의 형태로 나타납니다. 남성보다 여성에서 호발하며 90%가 두피에서 나타나지만 드물게는 얼굴이나 목, 몸통 등에서도 발생할 수 있습니다(그림 2).

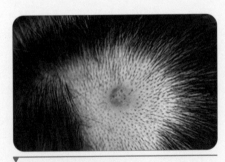

그림 2. 두피에 발생한 모낭종

대부분은 무증상이고 양성의 질병 경과를 보이며 악성화되는 경우는 드물지만 빠르게 커지는 경우 이차감염이나 악성화의 징후일 수도 있으므로 전문의의 진료를 받는 것이 좋습니다.

(3) 모낭종은 어떻게 치료하나요?

치료는 대부분 수술적으로 병변부를 절제하는 방법이 사용되고 있습니다. 표피낭종과 비교하여 낭종벽이 더 단단하고 주변 기질과 덜 부착되어 있으므로 제거가 좀 더 용이합니다.

3) 피지낭종

(1) 피지낭종이란 무엇이며 어떤 증상을 보이나요?

피지낭종(皮脂囊腫, Steatocystoma)은 무증상의 피부색 또는 연한 노란색의 낭종성 구진과 결절의 형태로 나타납니다. 낭종의 벽에 피지샘이 붙어 있는 양성종양으로 단발성 또는 다발성으로 발생할 수 있습니다(그림 3).

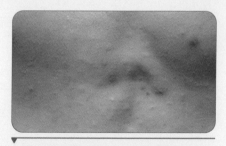

▼ 그림 3. 앞가슴에 발생한 다발성 피지낭종

한 개만 발생하는 경우는 단발성 피지낭종이라고 하며, 주로 얼굴에 호발하고 유전되지 않는 것으로 알려져 있습니다. 여러 개가 발생하는 경우는 다발성 피지낭종이라고 하는데, 대개 보통염색체 우성으로 유전되지만 산발적으로 발생할 수도 있습니다. 다발성 피지낭종은 20-30대에서 흔히 발생하며, 크기가 작고(2-6 mm) 둥근 다수의 매끄럽고 단단한 낭종성 구진과 결절들이 주로 가슴, 겨드랑이, 위팔, 대퇴부, 음낭 등에 나타나게 되는데 3 cm까지 커지는 경우도 있습니다. 내용물은 맑은 기름 같은 액체 또는 노란 크림이나 치즈 같은 물질들로 이루어져 있습니다. 보통은 증상이 없지만 때로는 염증이 생기고 곪아 흉터를 남기기도 합니다.

(2) 피지낭종과 감별해야 할 피부질환은 무엇이며, 어떻게 진단하나요?

피지낭종과 감별해야 할 피부질환으로는 표피낭종, 모낭종, 발진성 연모낭종, 황색종증, 신경섬유종, 낭종성 여드름 등이 있습니다. 드물지만 얼굴이나 두피에 발생하는 경우에는 비립종, 한관종 등과도 감별이 필요합니다. 가장 정확하게 진단하는 방법은 조직검사를 통해 확인하는 것입니다.

(3) 피지낭종은 어떻게 치료하나요?

수술적으로 제거하는 것이 가장 좋은 치료 방법입니다. 그러나 수가 너무 많아서 모두 제거하는 것이 실제로 불가능한 경우가 많기 때문에, 미용적으로 크기가 큰 병변을 골라서 제거하거나 피부를 절개한 후 안의 내용물을 배출시키는 배액술도 시도해 볼 수 있습니다. 병변이 곪는 경우에는 병변 내 스테로이드 주사, 경구 레티노이드로 치료해 볼 수 있습니다.

참/고/문/헌

1. 김문범, 장호선, 오창근 등. 다발성 피지낭종 54예의 임상, 병리조직 및 면역조직화학적 연구. 대한피부과학회지 1999; 37(12):1769-1776.

2. 김승미, 이영윤, 홍동균 등. 표피낭종, 모낭종, 모기질종으로 구성된 혼성낭종의 1예 : 3가지 성분으로 구성된 혼성낭종. 대한피부과학회지 2022; 60(1):64-65.

3. 대한피부과학회 교과서 편찬위원회. 피부과학. 개정 7판. McGrowHill. 2020. 604-606.

4. 박준, 노명화, 조문균 등. 전두부에 국한된 다발성 피지낭종 1예. 대한피부과학회지 2007; 45(10):1118-1120.

5. 이종록, 최광성, 구상완 등. 다리에 발생한 모낭종 1예. 대한피부과학회지 2001; 39:623-624.

6. 조현민, 김수남. 표피낭종 324예의 임상 및 병리조직학적 고찰. 대한피부과학회지 2007; 45(3):242-248.

19

모기질종

| 주민숙 |

1) 모기질종이란 무엇이고 왜 발생하나요?

모기질종(毛基質腫, Pilomatricoma)은 진단명에서도 알 수 있듯이 모발을 만드는 모기질 세포에서 유래된 양성 종양입니다. 소아 및 청소년에서 주로 발생하고, 여성에서 좀 더 흔히 발생합니다. 세포의 특정한 돌연변이가 모기질종 발생과 관련되어 있는 것으로 알려져 있지만, 자녀에게 유전되는 질환은 아닙니다.

2) 모기질종은 어떤 모양인가요?

초기에는 모기에 물리거나 살짝 멍든 것처럼 보이다가 시간이 지날수록 피부 아래에서 단단한 덩어리가 만져집니다. 피부표면은 정상이며, 약간 융기되어 보입니다. 모기질종은 석회화되는 특징이 있어서 돌맹이처럼 단단하게 느껴집니다. 특별한 증상은 없지만 드물게 자극에 의해서 염증이나 물집이 생길 수 있습니다. 신체 어느 부위에나 발생할 수 있지만 주로 얼굴, 목, 팔에 많이 발생합니다. 크기는 최대 2–3 cm이고, 단발성으로 발생합니다(그림 1).

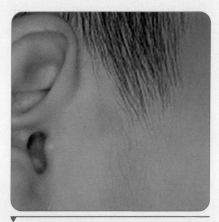

그림 1. 모기질종

3) 모기질종은 어떻게 치료하나요?

미용적 목적 또는 정확한 진단을 위해 치료하며, 수술만이 완전한 치료법입니다. 단순 절제술을 통해 종양을 완전히 제거하고, 절제술과 함께 조직검사를 시행하여 정확한 진단을 합니다. 종양이 커질수록 수술 흉터의 크기도 커질 수 있으므로 전문의와 상담하여 적절한 시기에 치료받는 것이 좋습니다.

참/고/문/헌

1. 대한피부과학회 교과서 편찬위원회. 피부과학. 개정 7판. McGrowHill. 2020. 626.
2. Kang S., Amagai M., Bruckner A.L., Enk A.H., Margolis D.J., Mcmichael A.J., Orringer J.S., Fitzpatrick's Dermatology. 9th ed. New York: McGrow-Hill, 2019; 1843-1844.

20
색소성모반

| 박지혜 |

1) 모반이란 무엇인가요?

모반(母斑, nevus)이라는 용어는 라틴어의 선천적 혹은 유전적이라는 뜻에서 유래되었지만 선천적인 것만을 의미하지는 않습니다. 좁은 의미로 모반은 우리 몸에서 흔히 보는 갈색 혹은 검은색의 점을 칭하는 용어이고 모반과 점을 혼용해서도 사용하지만, 실제 더 넓은 의미로 본다면 갈색 점 외에도 혈관이나 모낭구조에서 기원한 기형적 증식을 모두 의미합니다. 이 때문에 피지선모반, 화염모반, 베커모반 등의 다양한 반점에도 모반이라는 용어를 사용하고 있습니다.

2) 점에는 어떤 종류들이 있나요?

우리가 흔히 말하는 갈색 혹은 검은 색의 점에 대해서 알아보면, 태어날 때부터 가지고 있는 점은 '선천색소성모반'이라고 하고, 출생 후 생겨나는 점을 '후천색소성모반'이라고 합니다. 색소가 멜라닌세포에서 기원하므로 색소성이라는 용어 대신 멜라닌세포모반이라고도 부릅니다.

(1) 후천색소성모반

① 태어날 때 없던 점들이 점점 수가 늘어나고 있습니다. 점점 늘어나서 점인가요?

점(點)은 국어사전에도 다양한 의미가 있습니다. 피부에 생기는 점은 사람의 살갗이나 짐승의 털에 나타난 다른 색깔의 작은 얼룩을 의미하고, 점점(漸漸)은 조금씩 덜하거나 더한 모양을 나타내는 용어로 다른 의미가 있습니다. 선천색소성모반의 경우 대부분 출생 시 가지고 태어나고 일부에서 생후 2년까지도 나타날 수 있다고 합니다. 후천색소성모반은 출생 후에 발생하고 나이가 들수록 천천히 크기가 증가하다가 안정화 시기를 거쳐 시간이 지나면 일부에서는 저절로 사라지기도 합니다. 후천색소성모반의 수는 성인 평균 30–40개 정도로 크고 작게 있고, 20대쯤 최대에 이르렀다가 그 후 감소한다고 하지만 60세까지도 새로운 점은 생겨날 수 있습니다.

② 점은 왜 생기나요?

점이 많이 발생하는 부위가 얼굴, 팔과 같이 햇빛에 많이 노출되는 부위이기 때문에 햇빛이 주요 요인으로 지목되지만 햇볕을 보지 않는 부위에도 점은 생기고 유독 점이 많은 사람들도 있기 때문에 유전적인 요인도 있습니다.

③ 후천색소성모반은 어떤 특징을 보이나요?

주기적인 강한 태양광선의 노출이 후천색소성모반 발생의 주요 인자로 알려져 있고 인종에 따라 후천성모반의 발생빈도가 달라 피부색이 밝은 경우 더 많이 발생한다고 알려져 있습니다. 모반은 피부 어느 곳에서나 발생할 수 있고 피부색이 짙은 인종의 경우 손발바닥이나 손발톱 혹은 점막에서도 발생할 수 있다고 합니다. 후천색소성모반의 경우 대부분 6 mm 이내의 직경을 가지고 단일 색상과 균일한 표면을 보이고 주위 정상 피부와 경계가 잘 지워진다는 특징이 있습니다. 간혹 점이 튀어나온다고 병원을 방문하는 경우가 있는데, 대부분 반구형으로 튀어나오는 진피내 모반(그림 1)이나 복합모반으로, 점세포들이 진피층내에 자리를 잡아 튀어나오게 됩니다. 조직검사를 한 소견에서 모반세포가 표피와 진피 경계 부위인 기저층에

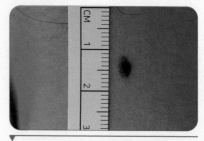

그림 1. 약간 튀어나온 갈색 구진의 진피내모반

서 군집을 이루는 것이 관찰되면 경계모반, 진피층에서만 관찰된다면 진피내모반, 경계부위와 진피내에서 모두 관찰되면 복합모반이라고 부릅니다.

④ 피부에 생기는 점 없애야 하나요?

모반의 경우 대부분 치료가 필요하지 않고 미용적인 목적이나 가려움증 등으로 긁으면서 피가 나거나 염증으로 인해 부풀어 오를 경우 증상을 호전시킬 목적으로 제거술을 시행할 수 있습니다. 모반의 제거는 모반 세포를 완전히 제거하는 절제술이 우선이고, 절제술을 이용할 경우 검체가 획득되므로 조직검사도 시행할 수 있습니다. 절제술 이후에 남은 봉합 자국이나 흉터 등이 우려될 경우 전기소작술이나 레이저, 화학박피술 등으로도 제거할 수 있습니다. 이 경우는 조직을 파괴하는 것이므로 조직검사를 시행하지 못하고 모반세포의 일부가 남아서 다시 점이 자라날 우려가 있습니다.

⑤ 특히 주의해야 할 점은 어떤 모양인가요?

나이가 들어서 새로 생기는 갈색의 판이나 점이 혹시 피부암이 아닐까 의심되어 병원을 찾게 되는 경우들이 종종 있습니다. 대부분의 경우 검버섯이거나 흑자인 경우들이 많

고 드물지 않게 점도 있을 수 있습니다. 하지만 적지 않은 수에서 기저세포암으로 진단되거나 드물게 악성흑색종으로 진단 경우들이 있으므로 다음과 같은 경우를 주의하여야 합니다. 점이 6 mm 이상으로 점점 커지거나 색이 더 짙어지면서 진한 부분과 옅은 부분이 혼재되고, 점을 반으로 나누어 볼 때 양측이 비대칭일 경우, 그리고 점에서 피가 나거나 상처가 생겨서 잘 아물지 않을 때 주의 깊게 봐야 합니다. 많은 경우에 육안 상 피부암과 모반 혹은 검버섯을 구별할 수 있지만 모호한 경우 더모스코프의 도움을 받아서 감별 진단할 수 있습니다. 더모스코피에서도 애매한 경우가 있다면 피부 생검을 이용한 조직검사를 통해 확정 진단을 받을 수 있습니다.

(2) 선천색소성모반

① 선천색소성모반은 어떤 특징이 있나요?

선천색소성모반 혹은 선천멜라닌세포모반은 신생아의 1–3%에서 발생하고 대부분 출생 시부터 관찰이 되지만 생후 1개월에서 2년 사이에 발생하는 경우도 있습니다. 성별 간 발생 빈도의 차이는 없고 주로 몸통과 사지에 발생하지만 얼굴과 두피에도 발생할 수 있습니다. 선천색소성모반은 후천색소성모반과 달리 조직검사를 해보면 피부 전층에 모반세포가 분포하는 특징이 있고, 모반의 크기가 큰 경우에는 피하지방층의 깊은 곳까지 모반세포가 관찰됩니다. 선천색소성모반에서 악성흑색종의 발생위험도가 모반의 크기와 연관되므로 모반을 사이즈에 따라 분류하는데, 신체가 성장함에 따라 모반도 같이 크기가 비례해서 커지기 때문에 성인이 되었을 때의 크기를 예측하여 분류하게 됩니다. 성인이 되었다고 가정했을 때 직경이 1.5 cm 미만은 소형, 1.5–20 cm은 중형으로, 20 cm 이상인 경우 대형으로 분류하고 그 중에 40 cm 이상이면 거대모반이라고 부릅니다. 국내 보고에 따르면 선천색소성모반의 대부분은 중형에 해당하고 약 5.9%가 20 cm 이상의 대형 모반으로 알려져 있습니다. 아마 소형의 경우 심각하게 생각하지 않아 병원을 찾지 않는 경우가 많으므로 중형의 비율이 높을 것으로 추정됩니다.

② 선천색소성모반에서 피부암이 발생할 수 있다는데, 실제로 그런가요?

네, 선천색소성모반에서 악성흑색종이 발생할 수 있기 때문에 우려를 하는 경우가 많습니다. 하지만 이는 선천색소성모반의 약 1–2%로 높지 않은 빈도이고 멜라닌세포수에 비례하여 증가하므로 모반의 크기와 밀접하게 관련이 있습니다. 따라서 1.5 cm 이내의 작은 모반에서는 위험도가 거의 없다고 볼 수 있으며, 성인이 되었을 때 지름이 20 cm 이상이 되는 대형모반의 경우 악성흑색종 발생의 빈도가 6–12%로 위험도가 높아집니다. 그 외에 선천색소성모반 주변에 떨어진 부위에 위성 모반이 있을 경우, 모반이 두피에 나타나거나 목, 얼굴, 몸의 중앙 부위에 있을 경우 뇌막에 멜라닌세포 증식이 동반될 수 있

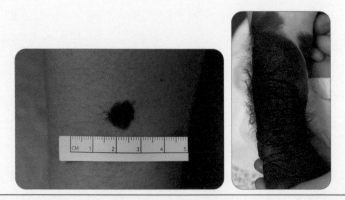

그림 2. 팔에 생긴 소형의 선천색소성모반과 거대 선천색소성모반(성인이 되었을 때 1.5 cm 이하의 선천색소성모반, 신생아 팔의 1/2을 차지하는 털을 동반한 거대모반)

어 발생 위치나 모양을 보면서 그 위험도를 가늠하게 됩니다.

③ 선천색소성모반은 치료가 필요한가요? 치료하면 어떤 방법으로 치료해야 하나요?

대형 모반과 거대 모반의 경우 악성흑색종 발생의 위험이 높기 때문에 정기적인 추적 관찰이 필요합니다. 소형에서도 아주 드물게 악성흑색종 발생이 보고되고 있으므로 소형 이라 하더라도 크기가 커지거나 튀어나 오는 병변이 점 내에서 생겨나는 등의 변화를 보인다면 내원하여 확인해야 합 니다. 악성흑색종의 위험도가 높다고 판단될 경우 완전 제거가 필요하지만 미용적, 기능적인 면도 고려해야하므 로 처음부터 완전 절제가 어려운 경우 부피감소수술을 시행하여 여러 단계에

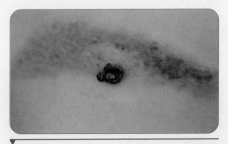

그림 3. 갈색 반점의 선천성 모반에서 발생한 악성 흑색종

걸쳐 점을 제거할 수 있습니다. 수술의 시기는 영유아의 경우, 악성 위험도의 정도와 전 신 마취의 위험도를 고려하여야 합니다. 만일 위험도가 낮다면 10세 이상에서 국소 마취 만으로 수술할 수 있을 때까지 연기할 수도 있습니다.

참/고/문/헌

1. 김영일, 김인용, 채인수, 봉진구, 정영주, 배성화 외. 중형의 선천성 멜라닌 세포성 모반에서 발생한 악 성 흑색종의 대상포진 양 피부 전이 1예. 대한피부과학회지 2015; 53(9):708-712.
2. 김재욱, 이지범, 김성진, 이승철, 원형호. 선천성 멜라닌 세포성 모반 154예에 대한 임상 및 병리조직 학적 연구. 대한피부과학회지 2003; 41(8):1028-1033.

3. 대한피부과학회 교과서 편찬위원회. 피부과학. 개정 7판. McGrowHill. 2020. 632-639p.

4. 박준수, 박근, 이성우, 장효찬, 정현. 소형 선천성 멜라닌세포성 모반에서 발생한 상피내 흑색종 1예. 대한피부과학회지 2005; 43(9);1295-1297.

5. Hyun Joo Choi, Kyeong Han Yoon, Tae Kee Moon, Jaiho Chung. Malignant Melanoma on Congenital Melanocytic Nevus. Ann Dermatol 1999; 11(3);193-196.

21

말단부 모반(손발)

| 노미령 |

1) 점에는 어떤 종류가 있나요?

　점이라고 불리는 멜라닌세포모반은 모반세포로 이루어진 일종의 양성종양입니다. 발생 시기에 따라 태어날 때 이미 존재하던 선천성(멜라닌세포) 모반(점), 출생 후 생긴 것이면 후천성(멜라닌세포) 모반(점)으로 구분할 수 있습니다. 선천성 모반은 출생 후 1개월에서 2세 전에 직경 1.5 cm 이상의 크기로 나타날 수도 있습니다. 선천성 모반은 통상적으로 크기에 따라 분류하고 있습니다. 일반적으로 병변의 최대 직경에 근거하여 직경이 1.5 cm 미만인 경우를 소형, 1.5 cm 이상 20 cm 미만인 경우를 중형, 20 cm 이상인 경우를 거대 선천성 모반으로 분류하고 있습니다. 후천멜라닌세포모반은 출생 후에 발생하고, 나이가 들수록 천천히 크기가 증가하다가 안정화되는 시기를 거쳐 시간이 지난 후 저절로 사라지기도 합니다. 점의 개수는 20대에 최대에 이르렀다가 그 후부터는 감소하기 시작합니다.

2) 태어날 때는 없었는데 나중에 점이 생기는 이유는 무엇인가요?

대부분 사람들은 몸에 작은 점들이 있습니다. 특히 점이 많이 발생하는 부위는 얼굴과 팔이며 햇빛을 많이 받는 부위입니다. 결국 햇빛이 첫 번째 원인으로 알려져 있습니다. 그러나 주위에 다른 사람에 비해 젊은 나이에 특별히 점이 많은 분이 있습니다. 이런 경우에는 햇빛도 중요한 원인이지만 유전적인 것도 큰 역할을 합니다. 또한 손바닥 발바닥은 햇빛을 받는 부위가 아님에도 점이 발생할 수 있으므로 발생 원인은 다양할 것으로 추정이 됩니다.

3) 말단부 모반이란 무엇인가요?

사람의 몸에는 후천적으로 모반(점, 母斑, Nevus)이 발생할 수 있는데, 이러한 후천멜라닌세포모반은 피부 어느 곳에서나 발생할 수 있습니다. 우리 나라 사람을 비롯한 피부색이 짙은 인종의 경우 손바닥, 발바닥, 조갑, 점막 등에도 발생할 수 있는데 손바닥, 발바닥

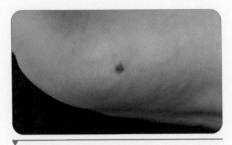

그림 1. 발바닥에 발생한 말단부 모반

및 조갑에 발생하는 모반을 말단부 모반이라고 합니다. 연구에 따르면 흑인의 42.0%, 백인의 23.0%에서 손발바닥에 멜라닌세포모반이 관찰되며, 일본인의 10.9%에서 발바닥에 멜라닌세포모반이 발견된다.

4) 말단부 모반은 특히 피부암(악성 흑색종)으로 악화될 수 있다던데 사실인가요?

손발에서 발견되는 점은 대부분의 경우 단순한 후천멜라닌세포모반으로 지나치게 걱정할 필요는 없습니다. 다만 몸의 다른 부분에 비해 손발에 발생하는 후천멜라닌세포모반에 주목해야 하는 이유를 다음과 같이 생각할 수 있습니다. ① 손발바닥의 지문 때문에 색소의 위치에 따라 다른 부분에 발생하는 점과 다르게 보일 수 있다는 점, ② 조직검사에서 흑색종과 구별이 필요한 비정형세포를 보이는 경우가 있다는 점, ③ 흑색종 중 한국인에서 가장 흔하게 발생하는 유형이 손발에 발생하는 말단 흑색종이므로 단순 후천멜라닌세포모반과 감별할 필요가 있다는 점입니다.

5) 특히 주의해서 관찰해야 할 말단부 모반은 어떤 모양인가요?

손발에 점이 발견된다면 주의 깊게 관찰하고 다음과 같은 변화가 있다면 전문적인 진찰과 검사가 필요할 수 있습니다. 우선 원래 있던 점이 비대칭적으로 커지거나 색깔이 균일하지 않을 때, 가려움증과 통증이 동반될 때, 출혈이나 딱지가 반복되고 진물이 흘러

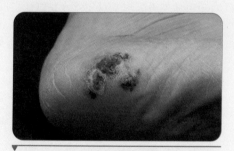

그림 2. 발바닥에 발생한 악성흑색종

잘 낫지 않을 때, 원래 있던 점 주변에 작은 점이 나타날 때 그리고 크기가 크고(0.6 cm) 경계가 불규칙한 모양일 때입니다.

6) 우연히 발톱, 손톱을 보니 까만 선이 생겼습니다. 이 점은 어떻게 해야 하나요?

손톱이나 발톱에 생기는 까만 선도 사실은 손발톱의 뿌리 부분인 반달(손톱에서 하얗게 보이는 부분)에서 생긴 점이 자라나는 것입니다. 우리나라 사람들은 손발톱에 까만 선이 생기는 경우가 비교적 흔합니다. 그리고 대부분의 이런 선은 특별히 문제가 되지 않습니다. 하지만 주의 깊게 관찰할 사항이 있습니다. 선 두께가 3 mm보다 넓으면 검사가 필요합니다. 손톱뿐만 아니라 반달 주위의 피부도 까맣게 색깔이 변했다면 이것 또한 병원에서 진찰이 필요한 상황입니다. 시간이 지나면서 색깔이 점점 짙어 지거나 선 두께가 굵어지는 경우에도 전문의의 진찰이 반드시 필요합니다. 왜냐하면 우리나라 사람들의 악성흑색종은 손발톱에 발생하는 경우가 많기 때문입니다.

7) 말단부 모반은 반드시 없애야 하나요?

반드시 그렇지는 않습니다. 모양이나 색깔이 특별히 나쁘지 않다면 제거할 필요는 없습니다. 그러나 발바닥, 손바닥에 생긴 점은 우리가 직접 눈으로 모양 변화를 관찰하기 어렵기 때문에 전문의의 진료를 통해 정확한 진단 후에 치료 여부를 결정하는 것이 좋습니다. 특히 피부과 전문의 진료를 통해 말단부 모반의 임상 소견뿐만 아니라 더모스코피 소견을 확인하여 향후 모반의 예후를 설명 듣는 것이 좋습니다.

참/고/문/헌

1. 대한피부과학회 교과서 편찬위원회. 피부과학. 개정 7판. McGrowHill. 2020. 637-640.

2. Koga H and Saida T. Revised 3-Step Dermoscopic Algorithm for the Management of Acral Melanocytic Lesions. Arch Dermatol 2011; 147:741-743.

3. Kogushi-Nishi H, Kawasaki J, Kageshita T, Ishihara T, Ihn H. The prevalence of melanocyticnevi on the soles in the Japanese population. J Am AcadDermatol 2009; 60:767-771.

4. Palicka GA, Rhodes AR. Acral melanocytic nevi: prevalence and distribution of grossmorphologic features in white and black adults. Arch Dermatol 2010; 146:1085-1094.

22

피지선모반

| 김민성 |

1) 피지선모반이란 무엇인가요?

피지선모반(Nevus sebaceus of Jadassohn)은 1895년에 처음 기술된 바 있으며, 주로 출생 시에 발생하는 다수의 피지선을 가지고 있는 과오종입니다. 표피 모반의 변형으로 보기도 하며, 표피의 과증식, 미성숙한 모낭 및 피지선과 한선의 과성장을 특징으로 합니다. 1,000명의 신생아 당 3명의 비율로 발생합니다. 출생 시 주로 머리와 얼굴에 발생하며 다양한 표피 및 피부부속기로 분화할 수 있으며 국내에서도 30세 이전의 젊은 나이, 특히 10세 전후에 호발합니다.

2) 피지선모반은 어떤 모습을 보이나요?

피지선모반은 경계가 명확한, 황갈색의 색을 보이는 털이 없는, 사마귀 모양의 피부 표면을 보이는 판으로서 수 mm에서 수 cm까지 크기는 다양합니다(그림 1).

두피(59.3%)에 많이 발생하며, 얼굴(32.6%), 귀 앞(3.8%), 목 부위(3.2%) 등의 빈도를 보입니다. 대부분 한 개의 병변으로 존재하며, 선상 혹은 초승달 모양의 병변의 모습을 보입니다.

피지선모반은 보통 출생 시에 편평하고 대개는 모발이 없는 판으로 존재하지만 아동기에는 점차 퇴화하는 모양을 보입니다. 사춘기가 되면 호르몬의 영향으로 매끈하던 종양의 표면이 울퉁불퉁하게 되고 병변의 색조가 변

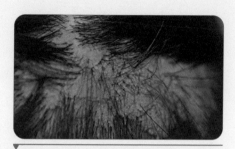

그림 1. 두피에 발생한 피지선모반

할 수 있습니다. 피지선모반은 시간이 지나며 증식하는데 처음에는 편평한 모습을 보이다가 점차 표면이 거칠어지기 시작하여 사마귀와 같은 병변을 보입니다. 마지막 단계에서는 피지선모반 내에서의 각종 양성 및 악성종양이 생길 수 있습니다.

3) 피지선모반의 치료와 예후는 어떤가요?

대략적으로 피지선모반 환자의 1/4에서 이차 종양이 동반된다고 알려져 있습니다. 가장 흔한 양성종양은 모모세포종(7%), 유두상한선종(5%)이며, 악성종양은 기저세포암(1% 미만)으로 알려져 있습니다. 피지선모반에서 다양한 이차종양이 발생하는 이유는 첫째, 피지선모반이 다양한 분화 잠재성을 가진 원발성 표피 배아세포에서 발생하며, 둘째, 피지선모반에 계속되는 물리적, 염증성 자극으로 인하여 피부부속기 세포의 증식이 유도되며, 마지막으로 종양 억제 유존자의 결손 등을 고려할 수 있습니다. 그러나 이 외에도 여러가지 인자가 복합적으로 작용하여 발생하는 것으로 생각됩니다. 악성종양은 주로 나이든 성인에서 발생하나 드물게 청소년기에도 발생되기도 합니다. 미용적으로 문제가 되어 사회생활에 지장을 초래할 시, 피부 전층을 포함하여 제거하는 수술적 방법을 시도할

수 있습니다. 피지선모반에서의 악성화 가능성은 매우 낮으나 연령이 증가할수록 악성피부암의 발생빈도는 증가하므로, 악성종양 발생을 우려한 예방적 절제술의 시행이나 적절한 수술적 시기에 대한 논란이 있으며 추적 관찰만 하는 것도 좋은 치료 선택지가 될 수 있습니다. 혹시 피지선모반에서 빠르게 자라는 구진이나 종양이 관찰되면 꼭 조직검사를 시행해야 합니다. 기타 치료 방법으로서는 광역동치료, 이산화탄소 레이저 박피술, 피부 박피술 등이 있으나 이들 치료는 병변의 일부만 제거되므로 재발 가능성이 있으며, 이차 종양을 완전히 예방하기에는 부족함이 있습니다.

4) 한국인에서의 피지선모반

국내의 문헌 보고를 살펴보면, 피지선모반에 동반되는 이차 종양의 발병은 남녀에서 비슷하게 보였으며, 그중 85%는 두피의 피지선모반에서 발생하였습니다. 그러나 여자에서 모모세포종과 기저세포암이 더 많이 발생하였습니다. 양성종양은 유두상한선종, 피지선상피종, 모모세포종 등의 순서로 흔하였으며, 악성종양보다 약 2배 정도 흔하게 발생하는 것으로 보고되었습니다. 악성종양은 기저세포암이 가장 흔한 것으로 밝혀졌으며, 발병연령은 45.7세로 밝혀졌습니다. 최근 피지선모반의 제거수술 후 합병증의 발생률을 수술 시기에 따라 분석한 국내 연구자의 발표가 있었는데, 18세 이후에 수술한 성인군에서 18세 이전에 수술한 청소년군에 비해 수술후 탈모, 비후성 반흔, 넓어진 수술자국 등의 합병증이 통계적으로 유의하게 낮게 발생하는 것으로 보고되었습니다. 이러한 결과는 모반의 위치, 모양, 크기 등과는 연관이 없었습니다. 청소년기는 신체적으로 성장을 하는 시기이므로 두상이나 두피의 확장으로 인하여 흉터가 커질 수 있으며, 성인에 비해 수술 후 관리가 덜 되기 때문이라고 분석하였습니다.

과거에는 40−50대 이후에 2차적으로 발생하는 악성종양을 우려하여 외과적 절제수술로 제거하였지만, 최근에는 미용상의 문제만 없다면 단순히 예방적 목적만으로 절제술을 하기보다는 악성화의 징후가 보일 때(새로운 병변의 발생, 병변 내 궤양이나 융기된 결절 발생 등) 치료하는 것이 추천됩니다. 그러나 비교적 이른 중년 전후의 나이에서도 다발성의 피부 악성종양 등이 발생한 예가 보고되므로 환자 개개인의 면밀한 진찰과 추적관찰이 필요합니다.

참/고/문/헌

1. 노윤우, 이증훈, 박장규 등. 피지선 모반과 동반된 이차 종양. 대한피부과학회지 2003; 41(10): 1338-1346.

2. Kang S, Amagai M, Bruckner AL, et al. Fitzpatrick's Dermatology in General Medicine. 9th ed. New York: McGraw-Hill, 2019; 1806-1812.

3. Kong SH, Han SH, Kim JH, et al. Optimal timing for surgical excision ofnevus sebaceous on the scalpL a single-center experience. Dermatol Surg 2020; 46:20-25.

23

사마귀

| 문제호 |

사마귀(Wart)는 매우 흔한 질환으로, 피부와 점막에의 사람유두종바이러스(Human papillomavirus, HPV)의 감염에 의해 발생하는 양성 증식성 병변입니다. 소아와 성인에서 모두 발생할 수 있는데, 보통 아동기에 잘 생깁니다. 다양한 크기의 거칠고 각질이 있는 표면을 특징적으로 나타내는 구진성 피부 병변으로, 흔히 사마귀(wart, verruca)라 불립니다. 피부에 유두종바이러스에 의한 감염은 급성 염증반응 등은 야기하지 않으나 각질형성세포의 국소적이고 지속적인 증식과 이에 따른 비후화를 초래합니다. 발생 장소나 모양에 따라서 보통 사마귀, 손발바닥사마귀(그림 1), 편평사마귀(그림 2), 항문생식기 사마귀(그림 3) 등이 있으며 특히 항문생식기 사마귀에서 일부 병변은 악성피부종양과 연관될 수 있으므로 조기치료 및 예방이 필요합니다.

치료로는 감염된 조직을 물리적으로 제거하거나 면역반응을 유발하는 약물치료를 할 수 있습니다. 최근 자궁경부암 및

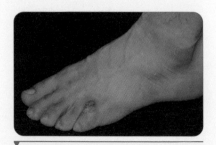

그림 1. 발가락에 생긴 사마귀

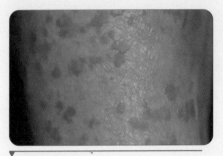

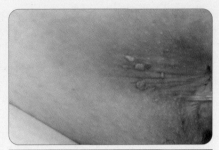

그림 2. 편평사마귀   그림 3. 항문생식기사마귀

성기사마귀에 대한 사람유두종바이러스 백신이 소개되었고 예방 목적으로 사용하고 있습니다.

1) 사마귀는 왜 발생하나요?

사마귀는 바이러스에 의해 발병하는데, 원인 바이러스인 사람유두종바이러스(HPV)는 소형의 DNA 바이러스군으로서 인간과 기타 여러 종을 침범합니다. 국소적인 친화성, 조직학적 소견, 기타 생물학적 특징 등에 의해 사람유두종바이러스는 여러 아형으로 분류되는데, 비성기 부위에 발생하는 아형(HPV 1, 2, 3, 4)과 점막 및 성기 부위에 발생하는 아형(HPV 6, 11, 16, 18)이 있습니다.

사람유두종바이러스의 감염은 여러 가지 요소에 의해 좌우됩니다. 병변의 위치, 감염성 바이러스의 양, 접촉의 양상 및 강도, 감염에 노출된 환자의 면역상태 등이 중요합니다. 노년기일수록 사마귀의 빈도가 줄어드는 이유는 시간이 지남에 따라 유두종바이러스에 대한 면역성이 증가함을 의미합니다. 사마귀는 신장이나 고형장기 이식 후 장기간

면역억제제로 치료받는 환자에게 발생할 수 있으며, 이러한 환자에서는 피부암의 빈도도 증가됩니다.

보통 사마귀 감염은 소아나 젊은 성인에서 가장 흔하게 나타나며 발생률이 10%를 넘는 것으로 알려져 있습니다. 그에 비해 항문생식기 사마귀는 성전파성이며 특히 음경 부위의 사마귀는 자궁내 표피 내 종양이 있는 여성과 성적 접촉이 있을 때에 발생하게 됩니다. 소아연령대의 음부사마귀는 성적 학대의 결과로 나타날 수 있지만, 일반적으로 출생 시의 바이러스 주입이나 피부사마귀의 우연한 전파에 의합니다.

2) 사마귀는 어떤 모양인가요?

새로이 발생하는 사마귀 병변의 경우 서서히 자라나고 인설성의 구진 양상을 보입니다. 수주에서 수개월 사이에 주변부로 퍼지며 병변이 많아지게 됩니다. 피부의 사마귀는 위치나 형태로서 구분될 있으며, 사마귀의 형태는 여러 가지로 변화할 수 있습니다. 손, 발 및 여러 신체 부위에 단독 혹은 무리 지어서 나타날 수 있습니다.

흔한 형태인 편평사마귀는 1–4 mm의 약간의 융기된, 평평한 구진으로서 약간의 각질을 보일 수 있으며 얼굴, 손, 발등에 호발합니다. 손발의 사마귀는 두껍고 내생적(endophytic)이며 과각화성의 구진이고 압박 시 통증이 심합니다. 모자이크사마귀는 손발의 사마귀들이 합쳐져서 큰 판을 형성한 병변이며, 치료에 잘 반응하지 않는 무성하게 우거진 형태로 나타나 수 있습니다.

항문생식기 사마귀는 성기사마귀, 음부사마귀, 첨규콘딜로마라고도 합니다. 항문, 서혜부, 외음부 및 회음부의 표피 혹은 진피의 구진 및 결절 형태로 보이고, 병변의 크기는 매우 다양하며, 습한 회음부의 경우 큰 외생성(exophytic)의 꽃양배추 모양을 보이기도 합니다. 2–3 mm 정도 크기의 개별적인 유경성의 사마귀 형태가 음경 부위에서 관찰됩니다. 음부사마귀는 질, 요로, 항문 주변부로 침윤될 수도 있습니다. 병변 중 상피내암의 조직소견을 보이는 보웬양구진증(bowenoid papulosis) 및 홍피세포증(erythroplasia)은 특정 사람유두종바이러스에 감염된 후에 나타나며 자연적으로 소실되지 않는 항문생식기 사마귀의 한 아형입니다.

3) 사마귀의 치료와 예후는 어떤가요?

사마귀는 미용적 이유 또는 통증이나 불편함을 유발하고, 전파 위험이 있으므로 치료가 필요하며 자궁 경부나 외음부의 성기는 악성종양 유발 가능성이 있어 보다 적극적인 치료가 필요합니다. 다만, 소아에서 발생한 경우 자연스럽게 없어지는 경우가 많으므로 지켜볼 수도 있습니다. 각종 치료 방법의 경우 재발률이 25–50%이므로 꾸준한 치료가 필요합니다. 냉동요법, 전기소작술, 레이저치료, 면역요법 및 기타 약물치료(살리실산, 포도필린, 블레오마이신 등) 등이 있으며 전문의의 처방과 치료에 잘 따르면 대개 흉터 등을 최소화하면서 치료할 수 있습니다.

참/고/문/헌

1. 대한피부과학회 교과서 편찬위원회. 피부과학. 개정 7판. McGrowHill. 2020.
2. Kang S., Amagai M., Bruckner A.L., Enk A.H., Margolis D.J., McMichael A.J., Jeffrey S.O., Fitzpatrick's Dermatology in General Medicine. 9th ed. New York: McGraw-Hill, 2019.

24

지루각화증, 일광흑자

| 김준영 |

1) 지루각화증

(1) 지루각화증이란 무엇인가요?

지루각화증(Seborrheic keratosis)은 흔히 검버섯 혹은 저승꽃이라고 불리는 질환으로, 단발성 또는 다발성의 경계가 명확하며 원형이나 타원형 형태를 띤 사마귀 모양의 색소성 양성 종양을 말합니다. 중년 이상의 성인의 얼굴, 목, 몸통, 두피에 흔히 발생하며, 모양이 다양해서 환자의 관심을 많이 끌기 때문에 병원에 쉽게 내원하게 됩니다.

(2) 지루각화증은 어떤 모양인가요?

지루각화증은 피부 표피의 각질형성세포로 구성된 양성종양으로 갈색 내지 흑색을 띠며 피부표면보다 튀어나와 있는 경우가 많고 크기는 직경 1 mm 정도로 작은 것에서 수 cm까지 다양합니다. 표면은 매끄럽거나 사마귀 같이 거친 표면을 가지기도 합니다. 시간이 흐르면서 서서히 색깔이 진해지고 두꺼워져서 피부암으로 오인하는 경우가 많습니다(그림 1).

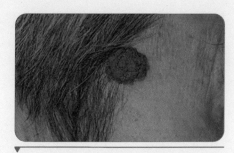

(3) 지루각화증의 증상은 어떠한가요?

얼굴에서 쉽게 볼 수 있고 두피, 목, 팔, 다리에 자주 발생하지만 손바닥, 발바닥에는 생기지 않습니다. 40대 이상의 성인에서 주로 발생하고 성별 간의

그림 1. 관자놀이에 발생한 지루각화증

발생 빈도 차이는 없으며 여러 개가 생길 경우 피부 주름을 따라 생기기도 합니다. 자각 증상은 대부분 없으나 때로는 가려움을 느낄 수 있습니다. 갈색 내지 흑색을 띠는 특성으로 인해 피부악성흑색종과 유사해 보일 수 있지만 지루각화증은 천천히 성장하는 양성 종양입니다. 일반적으로 악성 변화는 드물지만 다른 악성 종양들이 동반된 예가 있으므로 갑자기 크기가 커지거나 궤양, 출혈, 통증 등의 증상이 생긴 경우 피부과를 방문하여 확인해 보셔야 합니다.

(4) 지루각화증은 왜 발생하나요?

대부분 후천적으로 발생합니다. 유전, 바이러스 감염 등이 가능한 인자라고 하지만 정확한 원인은 아직 알려져 있지 않습니다. 다발지루각화증은 일부 환자들에게서 우성 유전으로 가족력이 발견되는 경우도 있습니다. 얼굴에 호발하므로 일광노출과 관계가 있다고 하지만 확실하지는 않습니다. 간혹 내부 장기 질환과 연관되어 다수의 병변이 급격히 발생하기도 합니다.

(5) 지루각화증은 어떻게 진단하고, 치료하나요?

지루각화증은 대부분 임상적 소견으로 진단합니다. 최근 피부과에서 많이 사용하는 더모스코프를 이용하면 조직검사 없이도 다른 질환과의 감별이 용이합니다. 지루각화증은 대부분 양성 경과를 보이기 때문에 미용적인 문제를 제외하고는 특별한 치료 없이 경과 관찰하는 경우가 많습니다. 그러나 빠른 성장, 비전형적인 모양, 드문 발생 위치, 증상 동반이 있을 경우에는 피부의 악성 종양과 감별하기 위해 조직검사를 실시하며 실제로 지루각화증에서 발생한 보웬병, 기저세포암 그리고 지루각화증과 유사한 임상 양상을 보인 색소성 보웬병, 결절성 흑색종 등의 악성종양이 발생하였다고 보고된 바 있습니다. 명백히 양성 소견을 보이지만 증상이 있거나, 미용적인 이유로 제거하는 경우 냉동요법, 전기소작술, 레이저치료가 효과적입니다. 치료 후에 재발할 수 있으며, 완벽한 제거를 위해 여러 번 치료가 필요한 경우도 있습니다. 치료 후에는 흉터, 피부 색소 변화, 불완전 절제 등의 합병증이 있을 수 있습니다.

(6) 한국인에서의 지루각화증

2011년 및 2016년 발표된 한국인 지루각화증 환자의 분석 결과에 따르면, 지루각화증 환자의 평균연령은 약 60세로 노인층에 많이 발생하며, 발생 부위는 얼굴, 몸통, 두피, 팔다리의 순입니다. 연구에서 주로 사용된 치료법은 53.1%에서 경과 관찰이었으며, 탄산가스레이저(34.0%), 절제술(11.7%) 그리고 TCA 화학박피술(1.2%) 순이었습니다. 그러나 최근에는 피부노화 및 피부미용에 대한 관심 증대와 치료 레이저의 발달로 치료받는 환자들의 수가 많아지고 있습니다.

2) 일광흑자

(1) 일광흑자란 무엇인가요?

일광흑자(Solar lentigo, Senile lentigo)는 얼굴과 손등, 팔 같은 자외선 노출부위에 단발성 혹은 다발성으로 1 mm에서 수 cm의 갈색 또는 진갈색 반점이 나타나는 색소성 질환입니다. 흔히 보이는 광노화 질환으로 다양한 모양과 색깔을 띠며 통상적 의미로 잡티라 불리기도 합니다. 지루각화증과 달리 피부표면으로 튀어나오지 않아 손으로 만져지지 않는 경우가 많습니다.

(2) 일광흑자는 왜 발생하나요?

일광흑자는 후천적으로 발생하는 과색소 병변으로, 일광흑자의 발생은 고령의 나이와 햇빛에 의해 손상된 피부와 연관이 있습니다. 일광흑자는 나이가 들어감에 따라 증가하여 60세 이상의 노년층에 주로 발생하게 됩니다. 햇빛에 의한 피부 손상은 자연적인 햇빛에 의해 발생하기도 하고, 태닝 혹은 자외선치료와 같은 인공적인 자외선에 의해 발생되기도 합니다.

(3) 일광흑자는 어떤 모양인가요?

병변은 갈색 혹은 진갈색의 색소병변이 주로 햇빛 노출 부위에 1 mm 이하로 작거나 혹은 수 cm 까지 큰 크기로 나타날 수 있습니다. 햇빛 노출 부위에 주로 발생하므로 얼굴이나 손등, 하완의 바깥쪽 면에 잘 발생합니다(그림 2). 단발성 혹은 다발성으로 발생하며, 병변은 편평하여 손으로 잘 만져지지 않습니다. 다발성 병변이 발생하는 경우 작은 병변이 합쳐져 큰 병변을 형성하기도 합니다.

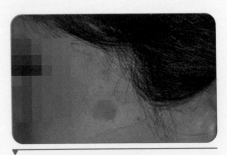

그림 2. 얼굴에 발생한 일광흑자

시간이 흐르면 커지고 짙어 지다 안정화 됩니다. 일반적으로 일광흑자는 지속적으로 존재하지만 시간이 지남에 따라 약간 흐려지는 경우도 볼 수 있습니다. 만일 주변의 다른 흑자와 달리 모양이 독특하거나, 갑자기 커지고 짙어지는 경향을 보인다면 조직검사가 필요하며 주의 깊은 추적관찰이 필요합니다.

(4) 일광흑자는 피부암의 일종인가요?

일광흑자는 대개 자외선 노출 이후에 발생하게 되는 양성 질환입니다. 그러나 자외선 노출은 일광흑자뿐만 아니라 피부암의 원인이 되기도 합니다. 따라서 일광흑자를 지닌 환자들은 대개 햇빛에 의한 피부의 손상이 같이 관찰되기도 하며 광선각화증과 같은 전구암 병변들이 같이 존재할 수도 있습니다. 피부에 일광흑자가 발생한 환자의 경우 피부의 다른 부위에 악성흑색종, 기저세포암, 편평세포암이 발생할 위험 요인이 되기도 하므로 주의해야 합니다.

(5) 일광흑자는 어떻게 진단하고 치료하나요?

일광흑자는 임상적으로도 진단이 가능하며, 정확한 진단 및 다른 질환과의 감별 및 악성 종양의 동반 여부를 확인하기 위해 더모스코피 혹은 조직검사를 시행하기도 합니다. 일광흑자는 양성 질환이므로 대개 치료를 필요로 하지 않습니다. 치료는 주로 미용적인 측면에서 시행하게 되며 액체질소를 가볍게 도포하는 냉동요법 또는 색소성 병변을 치료하는 레이저가 좋은 효과를 보입니다. 그렇지만 하이드로퀴논을 포함하는 미백크림은 대개 효과가 없습니다. 햇빛 노출을 줄임으로써 더 이상의 일광흑자가 발생할 확률을 낮출 수 있습니다. 따라서 과도한 햇빛을 피하고, 햇빛을 잘 차단해주는 의복 및 자외선 차단제를 적절히 사용하는 것이 좋습니다.

참/고/문/헌

1. 대한피부과학회 교과서 편찬위원회. 피부과학. 개정 7판. McGrowHill. 2020. 465, 601-602.

2. 박세영, 박현선, 조광현. 지루각화증의 임상 및 병리조직학적 고찰. Korean Journal of Dermatology. 2011; 49(1):12-20.

3. Chan-Yang Lee, Ji-Youn Sung,1 Ki-Heon Jeong and Mu-Hyoung Lee. Basal Cell Carcinoma Arising within Seborrheic Keratosis. Ann Dermatol. 2019 Aug; 31(Suppl):S29-S31.

4. Kang S., Amagai M., Bruckner A.L., Enk A.H., Margolis D.J., McMichael A.J, Orringer J.S., editors. Fitzpatrick's Dermatology in General Medicine. 9th ed. New York: McGraw-Hill, 2019; 1970-1973.

5. Nam Kyung Roh, Hyung Jin Hahn, Yang Won Lee, Yong Beom Choe and Kyu Joong Ahn. Clinical and Histopathological Investigation of Seborrheic Keratosis. Ann Dermatol. 2016 Apr;28(2):152-158.

25

지방종

| 변지원 |

1) 지방종이란 무엇인가요?

지방종(脂肪腫, Lipoma)은 성숙한 지방세포들이 얇은 섬유성 막에 의해서 싸여진 덩어리를 말하며, 연부조직에 발생하는 가장 흔한 양성종양입니다. 우리 몸에 지방세포가 모여 있는 곳이라면 어디든지 생길 수 있습니다. 대부분은 피하지방층의 얇은층에 발생하지만, 드물게는 근막이나 깊은 근육층에서도 발생합니다. 보통 성인에서 몸통, 팔다리, 목, 이마에 잘 생기며, 남녀에 따른 발생의 차이는 없습니다. 지방종의 약 5% 정도에서는 다발성으로 발생할 수 있습니다. 대부분의 지방종은 통증 등의 증상이 없으나 지방종 내에 모세혈관이 많이 증식되어 있는 혈관지방종의 경우는 통증이 동반되기도 합니다. 혈관지방종은 보통 젊은 성인의 아래 팔과 가슴에 다발성으로 나타날 수 있습니다.

2) 지방종은 어떤 모양인가요?

지방종은 정상적인 피부 아래에 말랑말랑하게 만져지며, 완두콩이나 골프공처럼 다양한 크기의 덩어리로 나타납니다(그림 1). 피지낭종 같은 종양과는 달리 잡고 흔들 때 주위에 유착되어 있지 않고 잘 움직인다면 이는 지방종을 시사하는 소견입니다.

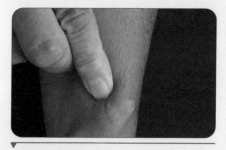
그림 1. 팔에 발생한 지방종

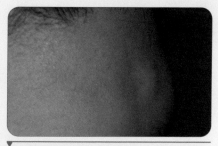
그림 2. 이마에 발생한 지방종

3) 조직검사가 꼭 필요한가요?

전형적인 지방종의 소견을 보일 때는 조직검사가 꼭 필요하지는 않습니다. 검사가 필요한 경우 초음파를 이용하여 진단할 수 있습니다.

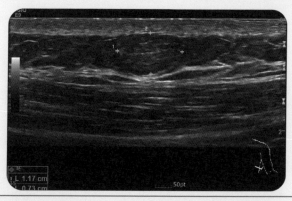
그림 3. 지방종의 초음파 소견. 지방종은 경계가 지어진 캡슐로 둘러싸인 덩이로 관찰되며, 덩이내부는 주변 지방층과 비슷한 등에코 또는 고에코를 보인다.

임상적으로 지방종이 확실하더라도 미용적으로 제거가 필요하거나 통증 등의 증상이 동반된다면 진단 및 치료 목적으로 조직검사를 시행할 수 있습니다. 의사가 조직검사를 적극적으로 고려할 경우는 다른 질환과의 감별이 필요하거나 악성화가 우려될 때입니다. 다음과 같은 경우는 진료를 통해 조직검사 시행 여부를 상담해야 합니다. 성인에서 단발성의 지방종에 통증이 생기거나 움직일 때 관절의 제한이 발생하는 경우, 종양이 급속하게 커지거나 5 cm 이상인 경우, 또는 종양이 부드럽지 않고 딱딱한 경우입니다.

4) 지방종의 치료와 예후는 어떤가요?

전형적인 지방종은 양성 결과를 보입니다. 지방종이 악성화하여 지방육종이 되는 경우는 매우 드뭅니다. 치료는 필요 시 국소마취 하에 외과적 절제술로 치료할 수 있습니다. 수술 후 발생할 수 있는 부작용으로는 상처, 혈종, 창상감염 등이 있습니다. 만일 지방종이 이마나 턱 끝에 발생하였거나 크기가 아주 크다면 근막이나 깊은 근육층에 위치했을 수 있습니다. 이런 경우는 재발률도 높아지고, 근육의 절개가 필요할 수 있으므로 특별히 주의가 필요합니다.

5) 절개 수술 이외의 다른 방법은 없나요?

다발성 지방종일 경우나 환자가 수술을 할 수 없는 상황에서는 지방세포에 흡수도가 높은 파장을 이용한 레이저, 지방세포를 녹이는 데옥시콜산(deoxycholic acid)의 종양 내 주사 요법이 도움이 될 수 있습니다. 지방종에 대한 주사 요법은 안정성 및 유효성에 대한 추가적인 연구가 필요합니다.

참/고/문/헌

1. 대한피부과학회 교과서 편찬위원회. 피부과학. 개정 7판. McGrowHill. 2020. 660-661.

2. 좌승욱, 장봉석, 김병수 등. 가족성 다발성 지방종증 2예. 대한피부과학회지 2007; 45(1):51-54.

26

피부섬유종

| 최지웅 |

1) 피부섬유종이 무엇인가요?

피부는 표피와 진피라는 두 가지 층으로 구성되어 있습니다. 표피 아래에 위치하고 있는 진피는 콜라겐이나 탄력섬유 등으로 구성되어 있는데, 피부섬유종(皮膚纖維腫, Derma-tofibroma)은 이러한 진피의 주 성분을 만드는 섬유모세포와 혈관 등이 증식하여 생기는 양성 종양입니다. 비교적 흔하며, 크기는 0.5–2 cm 정도이며 피부에 둥글게 솟아올라 있습니다. 보통은 하나만 생기지만 몸의 여러 부위에 나타나는 경우도 있습니다(그림 1). 갈색, 홍갈색 혹은 회색을 띠며, 외부 자극 등으로 종양 내부에 출혈이 생기고, 크기가 커지면서

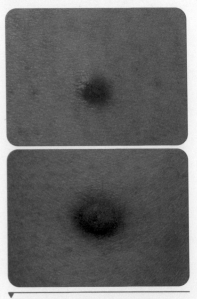

그림 1. 팔과 다리에 생긴 피부섬유종

혈액 성분이 쌓여 흑청색을 띠기도 합니다. 종양을 만져보면 매우 단단하며, 대개는 증상이 없지만 만졌을 때 통증이나 가려움이 동반하는 경우도 드물게 있습니다.

2) 피부섬유종은 언제 생기나요?

피부섬유종은 누구에게나 생길 수 있지만 성인에서 주로 발생하고, 남자보다는 여자에서 더 많이 발생합니다. 대개 다리, 팔에 생기지만 몸통 등 신체의 모든 부위에서 발생할 수 있으며, 곤충에 물린 후에 생기기도 하고, 바이러스 감염이 원인이라는 가설도 있습니다. 하지만 아직까지 발생원인이 정확히 밝혀지지 않았으며, 피부섬유종의 발생을 막을 수 있는 효과적인 예방법 또한 알려진 바가 없습니다.

3) 피부섬유종은 어떻게 진단하나요?

전형적인 모양이 보일 때는 육안으로도 피부섬유종을 진단할 수 있습니다. 최근에서는 정확한 진단을 위하여 조직검사 없이 피부확대경(dermatoscope)을 이용하기도 합니다. 그러나 전형적인 양상이 없이 혹의 크기가 갑자기 커지거나, 출혈 및 궤양 등 다른 증상이 동반하는 경우에는 악성 종양의 감별을 위해서 조직검사가 필요합니다.

4) 피부섬유종을 치료하지 않으면 어떤 문제가 생길 수 있나요?

드물게 저절로 없어지기도 하지만, 제거하지 않으면 보통은 계속 남아 있습니다. 발생 초기에 빠르게 성장하기도 하나, 나머지는 수년 동안 크기 변화 없이 유지됩니다. 피부섬유종은 양성 조직이 성장하는 것이며 피부암으로 변하지는 않지만, 병변의 모양, 크기, 색깔이 갑자기 변하거나 통증 및 출혈이 동반하는 경우에는 다른 종양이 함께 발생했을 가능성도 있기 때문에 전문의의 진찰을 받아야 합니다.

5) 피부섬유종은 어떻게 치료하나요?

증상이 없고 불편하지 않다면 치료할 필요는 없습니다. 그러나 피부섬유종이 생긴 곳은 딱딱하게 변하고 피부색의 변화가 함께 나타나는 경우가 많아, 미용적으로 절제가 필요하거나 통증이나 증상이 있는 경우 혹은 지속적인 접촉으로 인해 병변 부위가 불편한 경우에는 종양을 제거할 수 있습니다.

피부섬유종을 제거하는 가장 좋은 방법은 수술로 절제하는 것입니다. 피부섬유종은 피부 깊숙이 성장해 있기 때문에 완전히 제거하기 위해서는 진피를 포함하여 피부의 깊은 부분까지 절제해야 합니다. 수술적 방법은 피부섬유종을 완전히 제거할 수 있기 때문에 재발률이 낮지만, 눈에 띄는 흉터를 남길 수 있다는 단점이 있습니다. 피부 섬유종은 팔, 다리에 잘 생기고 이 부위는 다른 곳보다 수술 후 흉터가 더 잘 남을 수 있습니다. 또 다른 방법으로는 냉동요법이 있는데, 이는 피부섬유종의 돌출된 부분에 액화질소를 분사하여 병변을 얼려 치료하는 방법입니다. 수술처럼 흉터를 남기지는 않지만 여러 차례에 걸쳐 치료해야 하며, 치료 중에 냉기로 인한 통증이 동반하고, 피부의 깊은 곳에 남은 일부 종양으로 인해 피부섬유종이 재발하기도 합니다. 그 외에 병변에 직접 스테로이드를 주사하여 종양의 크기를 줄일 수도 있습니다. 그러나 다른 방법에 비해 치료효과가 낮고, 냉동요법과 마찬가지로 피부섬유종을 완전히 제거하기 어려운 단점이 있습니다.

참/고/문/헌

1. 대한피부과학회 교과서 편찬위원회. 피부과학. 개정 7판. McGrowHill. 2020. 729.

2. Tae Young Han, Hee Sun Chang, June Hyun Kyung Lee, Won-Mi Lee, Sook-Ja Son. A clinical and histopathological study of 122 cases of dermatofibroma (benign fibrous histiocytoma). Ann Dermatol. 2011 May; 23(2): 185-192.

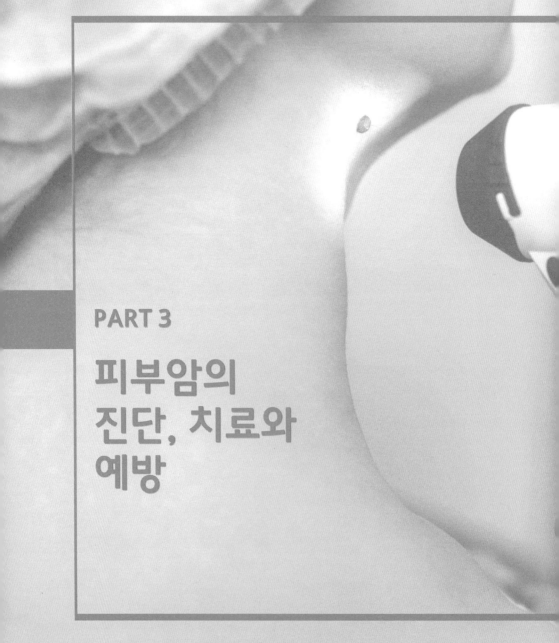

PART 3

피부암의
진단, 치료와
예방

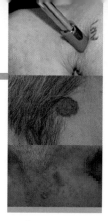

피 부 암　전 문 의 의
한국인 피부암 이야기

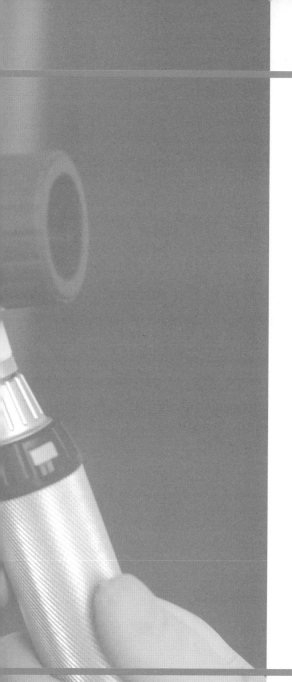

27

더모스코피

| 문제호 |

임상 현장에 더모스코프가 사용됨에 따라, 육안 관찰만으로는 확인할 수 없었던 피부 질환의 형태학적 특성들을 확인할 수 있게 되었습니다. 특히, 다양한 모반과 악성흑색종 등의 색소질환에서 더모스코프를 이용한 형태학적 특성이 활발히 연구됨에 따라, 진단에 유용하게 사용될 근거들이 축적되어 왔습니다. 그 결과 더모스코프의 사용이 육안 관찰만을 통한 진단보다 10-27% 정도 진단의 정확성을 높인다는 것이 밝혀져 있습니다.

1) 더모스코프는 어떤 기구인가요?

육안(naked eye)으로 피부를 관찰하는 것보다 더 많은 정보를 얻기 위해 병변을 확대해서 볼 수 있게 하고, 밝게 하는 것을 효율적으로 결합한 진단 기구입니다. 일반적으로 10배 확대율이 사용되고, 결합된 사진기로 촬영하는 경우 카메라 줌에 의한 확대율이 추가로 적용될 수 있습니다.

피부 표면에 닿은 빛의 대부분은 각질층에서 산란되기 때문에 육안으로 얻을 수 있는 정보는 제한적입니다. 그러나 더모스코피는 유리판에 의한 각질층의 편평화(flattening),

유침(oil immersion)에 의한 각질층의 반투명화를 얻을 수 있습니다. 최근에는 편광(polar-ized light) 기능을 사용해 각질층에서의 빛의 산란을 막아 표피하부와 상부진피까지 빛의 투과성을 증가시켜 육안으로 관찰할 수 없는 다양한 피부 구조물을 관찰할 수 있습니다.

2) 더모스코피는 어떤 질환에 사용되나요?

초기엔 색소성 피부질환, 특히 멜라닌세포성모반과 흑색종의 감별진단에 주로 사용되었습니다. 이후 기저세포암, 편평세포암과 같은 비멜라닌세포성 종양, 감염성과 염증성 피부질환, 손발톱질환, 모발질환 등의 진단에도 그 진단적 유용성이 보고되고 있습니다. 병변에서 관찰되는 색깔과 구조를 통해서 감별 진단을 비침습적으로 할 수 있어 초기 진료 시 악성종양을 감별하는데 중요하게 사용됩니다.

색소성 피부병변은 크게 멜라닌세포성 피부병변과 비멜라닌세포성 피부병변으로 나눌 수 있습니다. 양성 멜라닌세포성 피부병변에는 대표적으로 선천성 또는 후천성 멜라닌세포 모반, Becker 모반 몽고점, 오타모반, 청색모반, 스피츠모반(Spitz nevus) 등이 있습니다. 멜라닌세포모반은 조직학적 위치에 따라 경계모반, 복합모반, 진피내모반으로 구분할 수 있습니다. 비멜라닌세포성 색소성 피부병변에는 대표적으로 지루각화증, 기저세포암, 피부섬유종, 색소성 보웬병 등이 있습니다. 이들과 악성흑색종의 감별은 환자의 치료를 위해 매우 중요합니다(그림 1).

피부종양, 특히 색소성 피부병변을 더모스코프로 관찰 시에 주로 적용되는 방법이 2단계 알고리즘(2-step algorithm)입니다(그림 2). 1단계에서 멜라닌세포성(melanocytic)인지 비멜라닌세포성인지(non-melanocytic), 아니라면 무엇인지를 판정하고, 2단계에서 멜라닌세포성이라면 양성인지 악성인지를 판정합니다. 1단계에 사용되는 멜라닌세포성 병변의 기

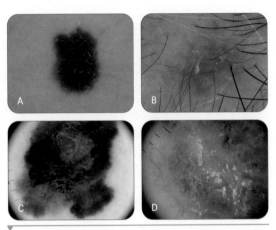

그림 1. 질환의 더모스코피 소견. A. 양성 멜라닌세포모반 B. 청색
모반 C. 악성흑색종 D. 보웬병

준으로는 색소망(pigment network), 응집구체(aggregated globules), 가장자리줄(streaks), 균질
청색소(homogeneous blue pigmentation), 평행패턴(parallel pattern) 등이 있습니다. 2단계에
서는 패턴분석(pattern analysis), ABCD 규칙, Menzies 방법, 7-point checklist 등이 주로
사용되고, 이 중 주로 사용되는 패턴분석에서는 구조물의 색깔, 모양, 분포 등 패턴 하나
하나의 모양과 분포에 의미(즉, 양성인지 악성 판정)를 부여합니다.

혈관구조물의 존재가 진단에 근거를 주기도 하는데, 특히 각질형성세포 유래 종양에
서 관찰할 수 있습니다. 광선각화증에서 딸기패턴(strawberry pattern), 보웬병에서 사구체
양 혈관(glomerular vessel), 편평세포암에서 다형성 혈관(polymorphic vessel) 등이 더모스코
프로 관찰되는 주요한 혈관구조물입니다.

다양한 양성종양에서 더모스코피 소견들이 보고되었고, 이중 널리 진단적 의미가 알
려진 것은 지루각화증에서 면포모양구멍(comedo-like openings), 비립종모양낭(milia-like

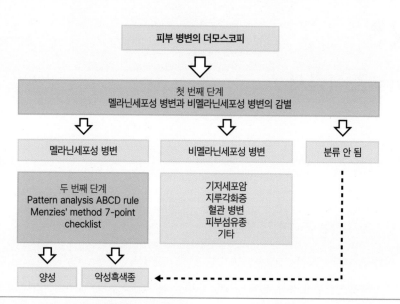

그림 2. 더모스코피 2단계 알고리즘(2-step algorithm)

cysts)과 대뇌모양(cerebriform) 패턴, 혈관각화종과 혈관종에서 적청색 방(red-blue lacunae) 패턴, 피부섬유종에서 중앙의 무구조영역과 가장자리의 색소망으로 구성된 패턴입니다. 더모스코피는 종양성 질환의 진단 이외에도 감염성피부질환, 염증성 피부질환, 결체조직 질환, 손발톱질환, 모발질환 등에서도 유용한 소견들이 보고되고 있습니다.

참/고/문/헌

1. 대한피부과학회 교과서 편찬위원회. 피부과학. 개정 7판. McGrowHill. 2020.
2. Kang S, Amagai M, Bruckner A.L, Enk A.H, Margolis D.J, McMichael A.J, Jeffrey S.O, Fitzpatrick's Dermatology in General Medicine. 9th ed. New York: McGraw-Hill, 2019.

28

피부조직검사

| 주민숙 |

1) 피부조직검사는 꼭 해야 하나요?

일반적인 피부 질환은 발생부위와 모양, 병력과 함께 육안만으로 대부분 진단이 가능합니다. 하지만 피부의 양성 및 악성 종양, 그리고 일부 염증성 피부질환은 육안만으로는 정확한 진단이 어렵습니다. 이러한 경우 확진을 위해 피부조직검사를 시행하게 됩니다. 피부조직검사는 현재 피부암 진단에 있어 가장 정확한 표준 검사법입니다. 피부조직검사를 통해 양성인지 악성인지 구분하고, 특히 악성 종양, 즉 피부암인 경우에는 암세포의 악성도와 침윤 깊이에 대한 정확한 정보를 얻을 수 있어 적절한 치료계획을 세우는데 중요한 길잡이 역할도 수행합니다. 양성 병변인 경우에는 병변의 크기가 크지 않은 초기에 피부조직검사를 적절히 시행하면, 정확한 진단과 함께 병변의 전체를 제거할 수 있는 이점도 있습니다.

2) 피부조직검사는 어떤 과정으로 이루어지나요?

조직검사를 시행하기 전에는 현재 병변 상태의 기록을 위해 병변부의 사진을 촬영합니다. 이후 병변 부위를 소독하고 국소 마취를 시행한 후 조직을 채취합니다. 피부 조직을 채취한 후 채취 부위의 크기에 따라서 한 바늘~수 바늘 정도의 봉합을 시행하고, 검사 부위에 따라서 7~14일 후 봉합사를 제거합니다. 채취된 조직에 특수처리와 일반 염색을 한 후 현미경으로 관찰하여 진단을 내리게 됩니다. 경우에 따라서는 정확한 진단을 위한 추가적인 면역조직 화학염색 및 특수염색이 필요할 수 있습니다.

3) 피부조직검사에는 어떤 방법들이 있나요?

피부조직검사의 종류에는 크게 펀치(punch)생검, 면도(shave)생검, 절개(incisional)생검 및 절제(excisional)생검이 있습니다. 각각의 조직검사 방법에 따라 얻을 수 있는 피부의 깊이와 크기가 달라지게 되므로, 육안으로 의심되는 진단명과 검사 부위에 따라 방법을 선택하게 됩니다(그림 1).

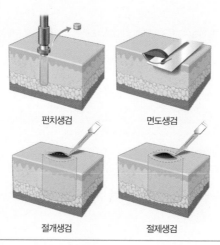

펀치생검   면도생검

절개생검   절제생검

그림 1. 피부 조직검사의 종류 및 조직검사 방법에 따른 피부 깊이

(1) 펀치생검

가장 많이 사용되는 피부조직검사 방법으로 2-6 mm 직경의 의료용 펀치를 이용하여 구멍을 뚫듯이 병변부의 피부 조직을 채취하고 한두 바늘 봉합합니다. 4 mm 크기의 펀치를 주로 사용하며, 양성 및 악성 종양뿐 아니라 염증성 및 수포성 피부질환 등 다양한 피부질환의 진단을 위해 사용합니다.

(2) 면도생검

피부 표면으로 융기되어 있는 병변을 면도칼을 이용하여 얇게 들어내듯 떼어내는 방법입니다. 지루각화증, 사마귀와 같이 주로 표피에 위치한 병변의 진단 및 치료를 위해 사용합니다. 피부 조직 채취 후 봉합은 시행하지 않습니다.

(3) 절개생검

크고 깊은 조직이 필요한 경우 시행하는 검사 방법으로, 수술용 메스를 이용해서 병변의 일부 조직을 유선형으로 채취한 후 봉합합니다. 절개생검은 종양의 크기가 커서 한 번에 절제하기 어렵거나, 진단을 위한 조직 채취만을 목적으로 하는 경우에 시행합니다.

(4) 절제생검

절제생검은 절개생검과 유사하나, 병변의 일부가 아닌 전체를 포함하여 유선형으로 조직을 채취합니다. 조직검사와 동시에 병변 전체를 제거할 수 있는 방법입니다.

4) 피부조직검사 검사 전/후에 주의해야 할 것이 있나요? 부작용은 없나요?

켈로이드 체질, 국소마취제 알레르기가 있거나 항응고제 또는 은행, 마늘, 인삼, 비타민 E가 포함된 건강식품을 복용 중인 경우에는 검사 시행 전에 의료진에게 말씀해 주셔야 합니다. 상처가 잘 나을 수 있도록 검사를 시행 받은 부위의 운동이나 심한 활동은 자제하고, 의사에게 지시받은 기간 동안은 시술부위에 물이 닿지 않도록 해야 합니다. 하루에 한 번 생리식염수를 이용한 드레싱을 시행합니다. 검사 후 약간의 출혈이나 통증이 있을 수 있지만, 출혈이 계속되거나 통증이 점점 심해지는 경우에는 병원에 방문하여 진료를 받는 것이 좋습니다.

드물지만 조직검사 후에 부작용이 발생할 수 있습니다. 검사부위의 국소 감염, 출혈이나 멍, 상처 벌어짐, 흉터가 생길 수 있고, 검사 부위를 드레싱하면서 사용하는 연고나 반창고 등에 의한 접촉피부염도 발생할 수 있습니다. 조직검사 결과 진단적 소견이 뚜렷하지 않은 경우에는 추가적이고 반복적인 조직검사가 필요한 경우도 있습니다.

참/고/문/헌

1. 대한피부과학회 교과서 편찬위원회. 피부과학. 개정 7판. McGrowHill. 2020. 714-717.
2. James W.D., Elston D.M., Treat J.R., Rosenbach M.A., Neuhaus I.M., Andrews' Diseases of the Skin: Clinical Dermatology: Elsevier, 2019, 881-889.

29

피부암의 수술적 치료

| 김민성 |

1) 피부암 치료에는 어떤 방법들이 있나요?

피부암으로 진단이 되면 종양을 완전히 제거하면서 기능적으로나 미용적으로 최적의 결과를 얻는 것이 치료의 목적입니다. 치료방법에는 수술적 치료와 비수술적 치료로 나눌 수 있으며, 환자의 나이와 치료 선호, 발생 부위, 병변의 크기, 조직학적 형태, 재발 유무, 치료자의 경험 등을 종합적으로 고려하여 선택하게 됩니다. 수술적 치료로는 외과적 절제술, 모즈미세도식수술, 소파 및 전기소작술, 냉동수술 등이 있으며, 비수술적 치료로는 국소 광역동치료, 방사선치료, 국소 항암화학요법 등이 있습니다.

2) 피부암 수술에는 어떤 방법들이 있나요?

피부암은 가능하면 수술적 방법으로 제거하는 것이 원칙입니다. 수술적 치료로는 외과적 절제술, 모즈미세도식수술, 소파 및 전기소작술, 냉동수술 등이 있습니다. 첫번째로 외과적 절제술입니다. 병변의 크기가 작으며 미용적으로 중요한 부위가 아닐 때 흔히 사용되는 방법으로, 암병변과 주위의 정상 피부를 일부 포함하여 종양을 제거하는 방법입니다. 재발한 경우 더욱 공격적이 되고 예후가 나빠지기 때문에 최초 수술 시 충분히 절제하는 것이 매우 중요합니다. 수술 후 재발률은 10% 정도로 알려져 있습니다. 악성흑색종과 같은 전이성 종양은 종양의 침범 깊이와 범위에 따라서 비교적 넓은 부위를 절제해주는 광범위 절제술을 시행합니다. 종양이 최초로 전이되는 림프절을 확인하는 감시림프절 생검과 필요에 따라 전이된 림프절을 제거하는 수술이 필요하기도 합니다.

두번째 수술적 방법은 모든 암 주변의 경계부를 현미경 검사를 통해서 종양이 나오지 않을 때까지 절제해주는 모즈미세도식수술(Mohs micrographic surgery)입니다. 이 수술의 장점은 최소한의 절제로 가장 확실히 종양을 제거하기 때문에 미용적, 기능적으로 최선의 결과를 얻을 수 있다는 점으로, 완치율 또한 가장 높은 치료법입니다. 반면 숙련된 의료인과 추가 장비 등이 필요하며 그에 따른 비용 증가, 완전 제거 시까지 반복되는 수술방법으로 인하여 수술 시간이 길게 걸릴 수 있다는 단점도 있습니다.

세번째로 주요 부위가 아닌 곳의 작은 병변은 소파 및 전기소작술이나 냉동수술로 치료할 수 있습니다. 소파 및 전기소작술은 종양의 둘레보다 2–4 mm 정도 넓게 긁어낸 후 전기소작기로 좀더 넓게 더 제거합니다. 의사의 숙련도에 따라 치료 결과가 달라질 수 있고 재발률이 높다는 단점이 있습니다. 냉동수술은 조직이 파괴될 정도로 낮은 온도의 액화질소를 통해 병변과 주변의 정상 피부 경계를 충분히 포함하여 얼리는 치료로, 반복적으로 시행하며 간편하게 시술할 수 있는 장점이 있습니다. 하지만 재발률이 높고 흉터 발생 가능성이 높다는 단점도 존재합니다.

3) 피부암 수술은 위험하지 않나요?

　피부암 수술은 다른 장기의 암 수술과는 달리 대부분 국소마취 하에 시행할 수 있습니다. 환자가 많이 불안해 할 경우 음악이나 조명 등으로 편안한 분위기를 만들 수 있고 그래도 조절이 안될 경우 benzodiazepine과 같은 약물을 수술 전에 투여할 수 있습니다. 혹시 환자가 협조가 안될 경우 전신마취하에 수술할 수도 있으며, 특히 모즈미세도식수술을 시행할 경우 마취 시간이 길어져 위험할 수 있습니다. 피부암 수술 후 발생할 수 있는 출혈이나 감염과 같은 일반적인 수술합병증도 비교적 용이하게 조절할 수 있습니다. 하지만 수술 후 합병증을 최소화하기 위해 환자의 병력청취가 필요하며, 수술 전후로 금연이 필요합니다. 보통 금연은 수술 2주 전부터 수술 후 1주까지 시행해야 합니다. 출혈에 영향을 줄 수 있는 진통제나 아스피린 같은 약물은 보통 수술 1, 2주 전부터 중지해야 합니다. 하지만 질병의 치료 목적으로 꼭 복용해야 할 경우 약물을 중지하기보다 약물을 지속하면서 수술을 진행할 수 있습니다. 고혈압, 당뇨 환자는 조절을 잘 해야 합니다. 피부암 수술은 외래에서 기본적으로 시행할 수 있으며, 입원이 필요한 경우에도 수술법이나 수술 범위에 따라 변동이 있을 수 있으나 대부분 하루 정도만 필요합니다.

4) 피부암 수술의 완치율은 얼마나 되나요?

　피부암의 완치율을 높이는 최선의 방법은 무엇보다 조기발견과 치료입니다. 수술 후의 결과는 피부암의 종류, 다른 장기로의 전이 여부, 수술 방법 등 여러 가지 요인에 의해 영향을 받습니다. 가장 흔한 기저세포암과 편평세포암은 다른 장기로의 전이가 드물기 때문에 단순절제술로도 90% 이상의 완치율을 보이며, 모즈미세도식수술로 종양 부위를 치료할 경우 95% 이상의 높은 완치율을 보입니다. 그러나 악성흑색종과 같이 다른 장기로의 전이가 많고 악성도가 높은 피부암은 각 병기에 따라 생존율이 결정됩니다. 그러므로 무엇보다 정확한 진단과 병기에 따른 올바른 치료 방법의 선택이 완치율을 높이는 지름길입니다.

하지만 외과적 절제술이나 모즈미세도식수술 등에 대한 필요성과 위험도에 대한 설명 후에도 환자가 다른 치료를 원할 경우 냉동수술이나 전기외과술 등을 시행할 수 있습니다. 그러나 외과적 절제술에 비해 그 완치율은 좀더 낮은 편입니다. 환자의 예상 수명이 얼마 남지 않은 경우, 수술 후 관리가 잘 안 될 경우, 상처 소독을 위해 병원을 내원하지 못하는 경우 등은 수술적 제거가 아닌 다른 방법을 고려해 볼 수 있습니다.

참/고/문/헌

1. 대한미용피부외과학회. 미용피부외과학. 2판. 한미의학. 2013. 56-57, 156-163.

2. 장용현, 이석종, 이재철 등. 불완전 절제된 기저세포암의 자연 경과. 대한피부과학회지 2011; 50(2):34-39.

3. Shim DH, Shin BS, Na CH, et al. Analysis of skin cancer treated with Mohs micrographic surgery in Korea: a 10-year experience(2010-2020). 대한피부과학회지 2022; 60(1):44-52.

30

모즈미세도식수술

| 정기양 |

1) 모즈미세도식수술은 무엇인가요?

　모즈미세도식수술(이하 모즈수술)(Mohs micrographic surgery)은 Frederic Mohs라는 미국 의사가 피부암 중 가장 흔한 기저세포암이나 편평세포암을 효과적으로 수술하기 위하여 1940년대에 개발한 수술 방법입니다. 일반적으로 피부암을 제거할 때 재발을 막기 위해 주변의 정상피부를 넓게 포함해서 제거하는 광범위절제술을 사용합니다. 하지만 얼굴처럼 기능적/미용적으로 중요한 부위는 충분히 넓게 제거할 수 없기 때문에 수술 후 재발률이 높고 흉터도 크게 생길 수 있습니다. 이를 개선하기 위해서 Dr. Mohs가 주변피부를 최소한으로 제거하면서 모든 절제면을 현미경으로 검사하는 방법을 개발했습니다. 초기에 개발할 당시에는 과정이 복잡해서 피부암을 제거하는데 여러 날이 걸렸지만, 1950년대에는 냉동절편을 이용하는 방법을 개발해서 암의 제거와 상처의 재건을 하루 내에 끝낼 수 있는 간편한 수술로 개선되었습니다. 현재 수술은 주로 외래수술실에서 진행되는데 국소마취를 하고 눈에 보이는 암조직을 제거합니다. 암조직을 제거한 상처의 주변 피부를 약 2 mm 정도 두께의 반구 모양으로 떼어내어 이를 지도로 만들어 도식화하고 냉동절편으로 만듭니다. 이후 이를 현미경으로 검사해 눈으로 보이지 않는 암세포의 침윤이 남아있는지 확인하고 암이 남아있는 부분을 지도에 표시합니다. 2단계에서는 남아있는 부분만을 최소한으로 떼어내어 냉동절편을 다시 검사합니다. 수술은 암세포의 침윤이 더 이상 관찰되지 않을 때까지 단계를 계속합니다. 이 방법을 사용하면 암조직을 완전하게 제거하여 완치율을 높일 수 있고, 주변 피부의 손상을 최소화하여 결과적으로 흉터를 최소화시킬 수 있습니다.

2) 다른 치료 방법과 비교하여 장점과 단점이 무엇인가요?

피부암의 경계가 뚜렷하지 않거나 암세포의 침윤이 깊이 되어 있는 경우, 이를 현미경으로 보면서 제거할 수 있기 때문에 다른 방법으로 치료했을 때와 비교하여 암의 재발률이 가장 낮습니다. 실제로 기저세포암인 경우 약 1%, 편평상피암인 경우 약 3%의 재발률을 보여 다른 치료 방법에 비하여 매우 우수한 치료효과를 보입니다. 또한 1단계에서 피부암의 주변피부를 약 2 mm 정도 최소한으로 제거하고 추후 단계에서도 암조직이 남아있는 부분만을 따라 가면서 제거하기 때문에 암조직을 완전하게 제거하고 남는 피부결손을 최소화하여 흉터를 가장 작게 만들 수 있습니다. 하지만 암의 침투가 눈에 보이는 것보다 넓거나 깊은 경우, 단순광범위절제술과 비교하여 수술시간이 길어질 수 있습니다. 그에 따라 국소마취를 여러 번 해야 하고, 환자와 의료진의 피로도가 증가할 수 있습니다.

3) 그럼 모든 기제세포암과 편평상피암은 모즈미세도식수술로 수술해야 하나요?

그렇지 않습니다. 초기의 기저세포암이나 편평세포암은 냉동요법이나 국소항암제 도포, 광역동치료, 전기소작술 및 소파술, 단순광범위절제술 등의 방법으로도 효과적으로 치료할 수 있습니다. 모즈수술이 꼭 필요한 경우는 다른 방법으로 치료하여 재발한 경우, 크기가 2 cm 이상인 경우, 발생학적으로 침투를 잘 할 수 있는 고위험부위에 발생한 경우, 피부암의 조직학적 악성도가 높은 경우, 미용적으로나 기능적으로 중요한 기관이 있어서 주변피부를 넓게 떼어낼 수 없는 눈, 코, 귀, 입, 손가락이나 성기 등에 발생한 경우 등입니다. 특히 피부암이 재발한 경우에는 침투 정도가 겉에서 보기보다 매우 깊을 수 있기 때문에 반드시 모즈수술로 치료하는 것이 좋습니다.

4) 위의 두 가지 암 이외에 어떤 종류의 피부암을 모즈미세도식수술로 치료할 수 있나요?

악성흑색종, 유방외파제트병, 융기성피부섬유육종 등은 냉동절편으로 검사하는 경우 정상세포가 얼어서 변하는 모양과 암세포를 구분하기 힘듭니다. 이로 인해 경우에 따라 냉동절편 대신 통상적인 파라핀절편을 제작해서 검사하는 방법을 사용합니다. 이는 냉동절편보다 시간이 더 걸리기 때문에 지연모즈미세도식수술이라고 부릅니다. 악성흑색종은 국제적으로 통용되는 수술 기준이 있기에 국제권고안에 준하여 광범위절제술로 치료하기도 하지만, 우리나라 사람들에게 많이 발생하는 말단흑색종의 경우 가장자리의 경계가 불분명한 경우가 많기 때문에 모즈수술을 이용하면 재발률을 더 낮출 수 있고, 수술 후 상처의 크기도 줄일 수 있습니다. 기타 다른 드문 피부암들도 완치율을 높이기 위해서 모즈수술로 치료할 수 있고, 양성종양도 주변경계가 뚜렷하지 않고 주변에 침윤을 하는 경우에는 재발을 막기 위해서 모즈수술로 치료할 수 있습니다.

참/고/문/헌

1. 노미령, 배병기, 정기양. Mohs micrographic surgery for dermatofibrosarcoma protuberans. Clinical and Experimental Dermatology 2010; 35(8):849-852.

2. 송기훈, 김기호, 조광열. 모즈미세도식수술에 의한 기저세포암의 준임상적 침윤에 관한 연구. 대한피부과학회지. 1997; 35(5):915-923.

3. 이규석, 김석주, 송준영. Modified Mohs surgery에 의한 기저세포암 치험 1예. 대한피부과학회지. 1990; 28(3):390-393.

4. 이규엽, 노미령, 정우길, 정기양. Comparison of Mohs micrographic surgery and wide excision for extramammary Paget's disease: Korean experience. Dermatologic Surgery 2009; 35:34-40.

5. Gross KG, Steinman HK, Rapini RP. Mohs Surgery: Fundamentals and Techniques. Mosby, 1999.

31

감시림프절생검(조직검사)

| 이석종 |

감시림프절생검이란 종양(흑색종)이 퍼질 가능성이 많은 림프관의 경로를 따라 첫 번째 발견되는 림프절(감시림프절)을 채취하여 현미경으로 암세포의 전이 여부를 검사하는, 말 그대로 림프절의 암세포 유무를 감시하는 방법입니다. 과거에는 모든 흑색종 환자에서 진단이 되면 피부 흑색종 절제와 동시에 해당 림프절부위의 모든 림프절을 무조건 제거하는 수술을 받도록 하였으나 이후 연구에 따르면 약 20%에서만 암세포 전이가 발견되므로 나머지 80%의 환자는 수술의 이득은 없이 부작용(대표적으로 림프부종)만 초래하는 결과를 보였습니다. 이 결과에 반대하여 감시림프절생겁법이 도입된 다음 불필요한 림프절제거수술을 대폭 줄이는 이점을 보이게 되었습니다. 이 검사법이 환자의 수명을 연장시키는지에 대해서는 부정적인 의견이 많지만, 전이를 일찍 발견함으로써 다음 치료 및 조치를 빨리 그리고 적절히 할 수 있게 하는 장점은 분명합니다.

1) 감시림프절이란 무엇입니까?

1923년 감시림프절이란 용어가 처음 도입되었습니다. 생체로 주입된 생체염색 잉크가

림프액의 흐름을 따라 흐르다가 최초로 축적되어 발견되는 림프절을 의미하며 흑색종의 암세포도 이 림프액의 흐름을 따라 림프절로 전이한다는 연구 결과에 근거하여 도입되었습니다. 여기서 림프절이란 림프관이 흐르는 경로 중간 중간에 림프액이 림프구와 같이 모여있는 콩알 같은 구조물입니다(그림 1). 림프절은 세균 등 병균이 들어올 때 퇴치하는 역할과 노화세포 또는 암세포 등의 이상 세포들을 제거하는 역할

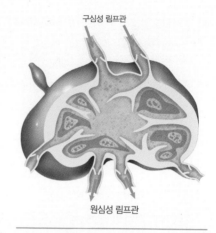

구심성 림프관

원심성 림프관

그림 1. 림프절의 구조

을 하는 반면 암세포가 퍼져 나가는 경로의 역할도 하게 됩니다.

2) 감시림프절생검(조직검사)는 무엇인가요?

흑색종은 다른 암과 마찬가지로 종양 발생 부위에서 성장하여 어느 단계를 넘어서면 전이가 일어나게 됩니다. 이때 약 90%의 경우에서 먼저 림프관과 림프절을 따라 전파되고 이어 신체의 다른 부위로도 전파되기 때문에 이 첫번째 림프절(감시림프절)을 검사하는 방법이 소개됩니다. 1990년 미국 종양외과학회에서 의사 모튼에 의해 흑색종의 치료에 처음 소개된 이후 원래 이용된 염색잉크주사 대신 방사성동위원소를 주사하여 더 높은 확률로 감시림프절을 발견하도록 발전되었습니다. 그러나 나머지 10%의 환자는 림프관 경로를 거치지 않고 바로 혈관을 타고 전이하게 되는데, 이러한 이유로 수술전 전이 검사로 림프절전이 검사 외에 다른 신체 장기의 전이 검사(CT나 PET-CT 검사 등)도 필요하게 됩니다.

3) 감시림프절생검은 어떤 경우에 시행되나요?

　대표적인 경우가 흑색종인데 흑색종의 침윤이 일정 깊이(1 mm) 이상, 특히 종양 표면에 궤양이 있는 경우(1기 B-2기 C)에 시행되며 이미 전이 림프절이 손으로 만져지거나 영상검사에서 전이가 발견된 진행 암(3기 이상)인 경우에는 감시림프절생검 없이 바로 치료적 림프절제거수술이 시행되며 반대로 상피내암(0기)인 경우에도 감시림프절생검을 시행하지 않습니다. 그러나 검사를 해야하는 경우에 해당되더라도 환자의 건강상태가 많이 좋지 않거나 검사의 위험부담이 너무 큰 경우에는 최근 초음파기술의 많은 발전을 고려하여 환자와 상의하여 림프절의 초음파검사로 대치할 수도 있습니다. 감시림프절생검은 최근 들어 흑색종 외의 피부암과 위암 등의 내부장기암에도 적용되기도 합니다.

4) 흑색종의 위치에 따라 감시림프절의 위치도 달라지나요?

　흑색종의 분포 위치에 따라 감시림프절생검을 시행하는 부위가 달라집니다. 일반적으로는 흑색종이 하지나 발에 위치한 경우 같은 쪽의 사타구니나 오금에 감시림프절이 위치할 가능성이 높고, 상지의 흑색종의 경우 같은 쪽 겨드랑이에 있을 가능성이 높으며 몸통의 흑색종인 경우 사타구니, 겨드랑이 또는 목에 감시림프절이 발견될 수 있습니다. 또한 드물지만 각각 다른 위치에서 감시림프절이 2개 이상 발견되는 경우도 있으므로, 생검 전 림프섬광조영술(lymphoscintigraphy) 검사를 통해 감시림프절의 정확한 위치를 파악하는 것이 중요합니다.

5) 감시림프절생검은 어떤 순서로 진행하나요?

우선 림프 계통의 질병을 검사하는 데 사용되는 방법인 림프섬광조영술을 시행하게 됩니다. 림프관을 통해 흘러 림프절에 의해 흡수될 수 있는 방사성물질을 종양 주위의 피부에 주입한 후, 몸에서 발생하는 방사성 신호를 찾아내는 감마탐색자(gamma probe)로 포착하여 영상으로 만들어 내며 이를 통해 종양에서 첫 번째로 연결되는 림프절인 감시림프절을 찾게 됩니다. 수술 당일이나 전날 저녁에 방사성물질을 다시 주입하고 수술 전 마취(국소마취, 척추마취, 전신마취)를 한 다음 감마탐색자로 찾아 표시한 다음(그림 2) 해당 부위의 손가락 2마디 정도의 피부를 절개합니다(그림 3).

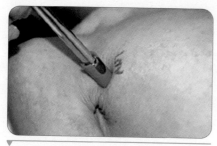

그림 2. 감마탐색자로 주입된 방사성물질이 축적된 감시림프절의 위치를 파악

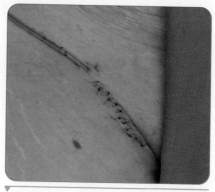

그림 3. 확인된 감시림프절 위치에 피부 절개 후 림프절 채취 후 피부를 봉합함

이후 근막을 열고 조직 내에서 가장 높은 방사성을 내는 림프절(1개 또는 수 개)을 채취하고 근막과 피부를 봉합하면 종료됩니다. 물론 이때 피부의 흑색종 절제수술도 병행하게 됩니다.

6) 림프섬광조영술에 나온 검은 점이 이미 암세포가 있다는 뜻인가요?

감시림프절생검의 원리는 약 90%의 흑색종에서 암세포의 전이가 림프관을 따라 림프절로 전이된다는 근거를 바탕으로 합니다. 따라서 림프섬광조영술을 위해 주사된 방사성 물질은 역시 같은 경로를 따라 이동하여 림프절(감시림프절)에 축적됩니다(그림 4). 조영술에서 보이는 검은 점은 단순히 방사성물질이 축적되는 림프절이라는 의미일 뿐 이미 전이가 있다고 판단할 수는 없으며 다만 그 림프절이 조직검사 해야 할 림프절이라는 의미입니다.

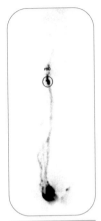

그림 4. 발에 주사한 방사성동위원소가 사타구니의 림프절에 축적된 모습(검은 원)

7) 감시림프절생검은 어떤 부작용이 있나요?

모든 수술, 검사와 마찬가지로 간단한 검사법(생검)이긴 하지만 일시적인 통증, 감염 림프액저류(장액종)와 혈액저류(혈종)가 생길 수 있습니다. 빈도는 매우 낮으며 검사로 얻을 정보에 비하면 아주 미미한 정도입니다.

8) 방사성동위원소를 인체로 주입하면 위험하지 않나요?

환자에게는 주사된 방사성물질의 방사선 중 4-9%가 림프절로, 더 작은 부분이 혈류로 이동하고 나머지 90-95%가 주사부위에 잔류하다가 절제수술 시 같이 제거됩니다. 따라서 환자는 안전하며 절제수술을 하는 의사와 절제 표본을 다루는 병리과 의사도 안전합니다. 더욱이 임산부의 하 복부나 등 아래 부분 흑색종의 경우에도 주사 후 24시간 이내에만 절제되면 안전하다는 연구결과도 있습니다.

9) 감시림프절생검 때 피부를 절개하지 않고 조직검사 바늘로 찔러서 조직을 채취할 수는 없나요?

이미 전이가 의심되는 경우에는 바늘조직검사(세침조직검사)가 가능하기는 하지만 임상적 또는 영상검사로도 전이가 의심되지 않은 경우에는 바늘 조직검사법으로는 전이 발견률이 너무 낮아서 보다 불편하기는 하지만 감시림프절생검이 권유됩니다.

10) 초음파검사나 CT, PET-CT 검사로 감시림프절생검을 대신할 수 없나요?

최근 들어 초음파 기계의 발달로 과거보다 정밀한 영상을 얻을 수 있습니다. 그러나 아직도 몇 개의 암세포만 있어도 전이를 발견할 수 있는 생검법에 비해 초음파검사, 전산화단층촬영(CT) 또는 양전자방출단층촬영(PET-CT) 검사는 전이를 알기 위해 약 2–4 mm 이상 즉 수 억개의 암세포 덩어리가 있어야만 해당 검사에서 전이로 판단됩니다. 이와 같은 단점으로 인해 아직 국제기준 (NCCN)에서도 감시림프절생검법 대신 영상검사로 대체를 권하지 않습니다.

11) 감시림프절생검 결과를 언제쯤 알 수 있나요?

림프절은 조직을 현미경으로 보기 위한 수술검체 조직 고정이 수 일이 걸려 일반 조직(반나절)에 비해 처리기간이 깁니다. 따라서 병리표본검사 결과가 나오는 데만 해도 최소 일주일 이상의 시간이 소요됩니다. 만일 결과가 애매하면 다시 특수면역염색을 해야 하므로 다시 수 일이 추가될 수도 있습니다.

12) 감시림프절생검 전이가 발견되면 다음에는 무엇을 하나요?

검사 결과에서 전이가 발견되었을 경우, 과거에는 암세포가 한 개만이라도 발견이 되면 해당 림프절 전체를 제거하는 수술을 시행하였습니다. 그러나 최근 연구 결과 전이 암세포 양이 적을 경우 즉시 전체림프절제거술을 하는 그룹과 초음파로 경과관찰하다가 재발(전이)이 발견되었을 때 전체림프절제거술을 하는 그룹의 생존율 차이가 없다는 사실이 밝혀졌습니다. 이후 전이 암세포의 양과 발견된 종양의 크기(직경)와, 암세포의 림프절 막 밖으로 유출 등을 고려하여 림프절제거술을 고려하도록 권유하고 있습니다. 물론 전이 암세포의 양이 많거나 림프절 외 유출이 현저한 경우 반드시 림프절제거술을 하도록 권고됩니다.

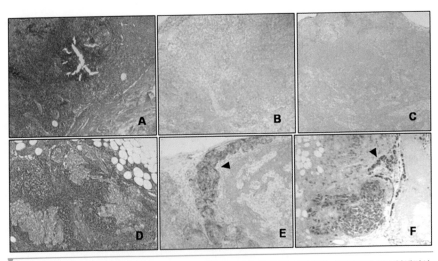

그림 5. 채취된 감시림프절의 현미경검사. A. 전이없는 림프절, B/C. 전이없는 림프절의 특수염색검사, D. 전이가 발견된 림프절, E/F 전이가 있는 림프절의 특수염색검사

참/고/문/헌

1. Chihyeon Song, Hyun Bo Sim, Jun Young Kim, et al. Sentinel lymph node biopsy in acral melanoma: A Korean single-center experience with 107 patients (2006–2018). Asia-pac J Clin Oncol 2021; 17:115-122.

2. Seok-Jong Lee, Lim Hyun Jung, Kim Ho Youn, et al. The Feasibility of Sentinel Lymph Node Biopsy with a Multidisciplinary Cooperative Team Approach for the Management of Koreans with Cutaneous Malignant Melanoma. Ann Dermatol 2010; 22(1):26-34.

32

광역동치료

| 김유찬 |

1) 광역동치료란 무엇인가요?

광역동치료(光力動治療, Photodynamic therapy)는 광선과 광민감제의 광화학반응을 이용해 피부암을 치료하는 방법으로, 병변에 광민감제를 바른 후 광역동치료기로 빛(광선)을 쪼여주는 치료법입니다. 이 경우 광민감제가 광선과 반응하여 정상세포에는 영향을 거의 주지 않으면서 암세포만 선택적으로 파괴하는 작용을 하는데, 그 이유는 이 특수한 광민감제가 정상 조직 보다 대부분 암세포에만 침투하기 때문입니다.

2) 광역동치료의 치료 절차는 어떻게 되나요?

광민감제를 바른 후 햇빛을 차단하고 광민감물질이 흡수되어 암세포가 있는 곳까지 들어가도록 3–4시간 동안 기다렸다가 광역동치료기로 빛을 쬐는 방법으로 진행되며, 빛을 쬐는 시간은 10–20분 정도입니다. 치료는 1–4주 간격으로 시행합니다. 최근에는 광민감물질이 피부에 잘 들어가도록 광민감제를 바르기 전에 레이저로 피부에 많은 작은 구멍을 뚫어 주어 치료 시간을 줄이면서 치료효과도 높이는 치료법이 흔히 사용됩니다.

3) 광역동치료는 어떤 피부암의 치료에 사용되며, 어떤 경우에 사용하는 것이 가장 좋은가요?

광선각화증, 보웬병과 같은 피부암 전 단계 질환과 표재성(깊이가 깊지 않은) 기저세포암의 치료에 주로 사용될 수 있습니다. 광역동치료는 피부암에 대한 다른 치료법에 비해 치료 후 미용적인 부작용이 적은 것이 장점입니다. 따라서 얼굴에 여러 개 생긴 광선각화증 치료 시 특히 미용적인 면을 중요시할 때 사용하기 좋은 치료법입니다. 또한 표재성 기저세포암의 경우 수술하기 어려운 부위나 환자가 수술을 원하지 않을 때 특히 광역동치료가 좋은 대안입니다.

4) 한국인에서의 피부암에 대한 광역동치료효과는 어떤가요?

(1) 광선각화증

광역동치료는 광선각화증에 효과적이며, 특히 병변이 많거나 상처가 잘 회복되지 않는 부위에 있는 경우 더욱 유용합니다. 두피, 얼굴 등에 있는 광선각화증에 대해 다른 승인된 치료법보다 같거나 더 우수한 효과를 보이며, 냉동요법보다 미용적인 결과가 더 좋은 것으로 알려져 있습니다. 이 등과 서 등의 광선각화증에 대한 광역동치료의 효과에 대한 연구 결과에 따르면 2회 치료 후 광선각화증이 각각 92%와 86%에서 치료되었습니다.

(2) 보웬병

광역동치료는 보웬병에 냉동요법보다 좋은 효과를 보이며, 미용적 결과가 우수합니다.

김 등의 연구 결과에 의하면 보웬병에 대해 4회 광역동치료 후 85%에서 치료되었습니다 (그림 1).

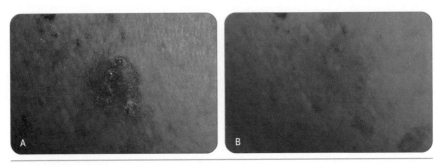

그림 1. 광역동치료를 받은 보웬병. A. 치료 전, B. 치료 후

(3) 기저세포암

광선각화증이나 보웬병보다 기저세포암에서 광역동치료의 효과가 약간 떨어지는데, 그 이유는 한국인의 피부가 서양인의 피부보다 어두운 색깔을 보이듯이 피부암인 기저세포암에도 한국인인 경우 대개 색소가 있어 치료할 때 색소가 빛의 흡수를 방해하기 때문입니다. 또한 광선각화증이나 보웬병은 피부의 겉 부분인 표피에 위치하는 반면, 기저세포암은 더 깊은 부위인 진피에 위치하는 것도 상대적으로 치료효과를 감소시킬 수 있는 원인입니다. 김 등의 결과에 의하면 기저세포암에 대해 4회까지 치료 후 58%에서 치료효과를 보였습니다(그림 2).

최근에는 광민감물질이 피부에 잘 들어가도록 광민감제를 바르기 전에 레이저로 피부에 많은 작은 구멍을 뚫고 빛을 쬐어 주는 치료법을 많이 사용하는데, 송 등의 연구에서 광선각화증에 대한 기존의 광역동치료의 효과(61.2%) 보다 레이저로 미리 구멍을 뚫어주고 치료하는 경우(86.9%) 더 높은 치료효과를 보였습니다.

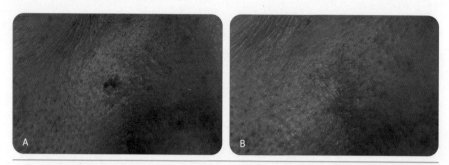

그림 2. 광역동치료를 받은 기저세포암. A. 치료 전, B. 치료 후

5) 일광광역동치료는 무엇인가요?

일광(Daylight)광역동치료는 광역동치료 시 광민감제를 바르고 (광역동치료기로 빛을 쬐는 대신) 야외에서 2시간 정도 햇빛을 쬐어서 치료하는 방법입니다. 현재 서양에서는 흔히 사용되는 새로운 치료법으로 치료할 때 통증이 적은 것이 장점입니다. 국내에서는 윤 등에 의해 일광광역동치료로 치료된 광선각화증 4예가 보고되었습니다. 하지만, 일광광역동치료는 비가 오거나 너무 추운 날씨처럼 야외에서 빛을 쬐기 어려운 경우는 시행할 수 없습니다.

6) 광역동치료가 피부암의 예방에도 사용될 수 있나요?

광역동치료를 하면 악성흑색종을 제외한 피부암의 발생이 적게 나타나는 것으로 알려져 있습니다. 하지만 언제 발생할지 모르는 피부암의 예방을 위해 일반인에게 광역동치료가 사용되지는 않으며, 피부암이 자주 발생하는 면역 저하된 환자나 장기이식을 받은 환자에서 피부암의 예방을 위해 사용될 수 있습니다.

참/고/문/헌

1. 김영진, 강희영, 이은소, 김유찬. 기저세포암에서 국소 광역동요법의 치료효과. 대한피부과학회지 2007; 45:127-233.

2. 김윤전, 강희영, 이은소, 김유찬. 보웬병에서 국소 광역동요법의 치료효과. 대한피부과학회지 2007; 45:237-241.

3. 서기석, 이진우, 전영승, 김상태. Methyl 5-aminolevulinic acid와 red light를 이용한 국소 광역동요법의 광선각화증에 대한 치료효과. 대한피부과학회지 2009; 47:633-640.

4. 이중선, 김윤전, 강희영, 이은소, 오충훈, 김유찬. 광선각화증에서 Light-Emitting Diode(LED)를 이용한 국소 광역동요법의 치료효과. 대한피부과학회지 2005; 43:469-474.

5. Jang YH, Lee DJ, Shin JY, Kang HY, Lee ES, Kim YC, Photodynamic therapy with ablative carbon dioxide fractional laser in treatment of actinic keratosis. Ann Dermatol 2013; 25:417-422.

6. Kim SK, Park JY, Song HS, Kim YS, Kim YC. Photodynamic therapy with ablative carbon dioxide fractional laser for treating Bowen disease. Ann Dermatol 2013; 25:335-339.

7. Ko DY, Jeon SY, Kim KH, Song KH. Fractional erbium: YAG laser-assisted photodynamic therapy for facial actinic keratoses: a randomized, comparative, prospective study. J Eur J Acad Dermatol Venereol 2014; 28:1529-1539.

8. Morton CA, Szeimies RM, Basset-Seguin N, Calzavara-Pinton P, Gilaberte Y, Hadersdal M, et al. European Dermatology Forum guidelines on topical photodynamic therapy 2019 Part 1: treatment delivery and established indications - actinic keratosis, Bowen's disease and basal cell

carcinoma. J Eur Acad Dermatol Venereol 2019; 33:2225-2238.

9. Queir s C, Garrido PM, Silva JM, Filipe P. Photodynamic therapy in dermatology: beyond current indications. Dermatol Ther 2020; 33:e13997-14003.

10. Yoon J, Kim YC. Daylight photodynamic therapy with ablative carbon dioxide fractional laser for treating actinic keratosis in Asians: A case series. Photodiagnosis Photodyn Ther 2020; 31:101905.

33

피부암의 비수술적 치료

| 정민규 |

1) 수술을 하지 않고 피부암을 치료할 수 있나요?

피부암은 완전히 제거되지 않으면 다시 재발하며, 재발 시 좀 더 공격적인 성향을 보이므로 가능한 수술적 치료로 완전히 제거하는 것이 원칙입니다. 그러나 크기가 작고 피부 표면에만 국한된 표재성 피부암인 경우 세포독성약물을 이용하거나 약물과 광선의 복합작용을 이용하는 비수술적 치료 방법을 시도해 볼 수 있습니다. 또한, 수술하기에 적합하지 않은 광범위 병변의 경우에도 보조적인 치료 방법으로 방사선치료를 하거나 항암제 주사 및 경구 복용 등의 약물치료를 고려할 수 있습니다.

2) 국소치료제의 종류는 어떤 것이 있으며, 치료 시 부작용은 없나요?

피부암 치료에 흔히 사용하는 국소치료제로는 5-Fluorouracil (Efudex®, 에퓨덱스), bleomycin 등의 세포독성약물과 Imiquimod (Aldara®, 알다라), interferon 주사와 같이 면역반응조절을 통한 치료제 그리고 광민감제를 이용한 광역동치료가 있습니다. 세포독성약물의 경우 주사제로도 상품화되어 있어 피부암 병변 내에 직접 주사하여 치료하며,

주사 시 통증, 부종과 주사 부위의 궤양, 미란이 발생할 수 있습니다. 피부암 치료에 사용되는 국소도포제는 대부분 홍반, 따가움, 가려움 등 피부자극을 유발하는 성질이 있으며, 이로 인해 도포 부위에 심한 진물이 발생하는 경우가 많아 사용 시 주의를 요합니다. 진물이 심한 경우 차가운 냉습포를 시행하는 것이 증상 완화에 도움이 되나, 증상이 악화될 때에는 사용을 중단하고 다른 치료 방법에 대한 고려가 필요할 수 있습니다. 도포제의 경우 전신으로의 흡수량은 미미하나 도포 범위가 광범위한 경우 전신 흡수량이 증가하여 식욕부진, 오심, 구토, 탈모, 신경학적 이상 등의 전신증상이 발생할 수 있습니다.

표 1. 피부암 국소치료제의 종류

치료약제	작용기전	적응증	부작용
5-Fluorouracil (에퓨덱스®)	세포독성작용	광선각화증, 보웬병, 유방외 파제트병, 표재성 기저세포암 등	도포 부위의 피부자극/홍반/색소침착, 식욕부진, 오심, 골수억제, 탈모, 신경학적 이상, 심장독성
Bleomycin	세포독성작용	난치성 사마귀, 각화극세포종, 기저세포암 등	통증, 부종, 레이노현상
Imiquimod (알다라®)	면역반응조절을 통한 항종양효과	광선각화증, 보웬병, 음문 상피내종양, 유방외 파제트병 등	피부자극/홍반/화끈거림, 감기증상, 두통, 설사
Interferon-α (인트론-A®)	면역반응조절을 통한 항종양효과	림프종, 흑색종, 기저세포암/편평세포암, 카포시육종, 혈관종 등	열감, 발한, 관절통, 무력감, 신경학적 이상, 갑상선저하증
광민감제(레불란®, 메트빅스®)를 이용한 광역동치료	세포독성작용	광선각화증, 보웬병, 표재성 기저세포암, 사마귀 등	작열감, 홍반, 색소침착, 피부벗겨짐, 여드름양 피부발진

3) 항암제로 흑색종을 치료할 수 있나요?

흑색종은 최근 들어 표적치료제 및 면역치료제의 개발로 인해 상당히 많은 치료의 발전이 있었습니다. 먼저 수술 후 국소 림프절 전이가 있는 3기 흑색종의 경우 수술 단독에 비해 수술 후 면역관문 억제제인 Nivolumab (Opdivo®, 옵디보)나 Pembrolizumab (Keytruda®, 키트루다)를 1년간 투여 받으면, 재발율을 35–45% 감소되는 것으로 입증되었습니다. 또한, 최근 발표된 결과에 따르면, 고위험 2기 환자에서도 Pembrolizumab (Keytruda®, 키트루다)을 1년간 복용하게 되면 재발율이 36% 감소하게 되어 고위험 2기 환자에서도 보조 항암요법으로 Pembrolizumab (Keytruda®, 키트루다)을 사용할 수 있습니다. *BRAF* 유전자에 돌연변이가 있는 경우에는 *BRAF* 및 MEK 억제제인 Dabrafenib (Tafinlar®, 타핀나)과 Trametinib (Mekinist®, 매큐셀)을 병용치료할 경우 수술만 받은 환자에 비해 재발율이 53% 감소할 수 있어 두 약제를 병용하여 치료할 수 있습니다.

수술 후 재발되어 수술 불가능 한 경우나, 진단 당시 수술 불가능한 3기 또는 4기인 경우에도 표적치료제 및 면역치료제를 사용할 수 있습니다. 면역 억제제인 경우에는 Nivolumab (Opdivo®, 옵디보)나 Pembrolizumab (Keytruda®, 키트루다)를 단독으로 질병이 진행될 때까지 또는 2년까지 사용 가능하고, 20–30%의 환자에서 반응을 보이며, 상당수의 환자들이 장기 생존하게 되었습니다. 뿐만 아니라, 또다른 면역 억제제인 Ipilimumab (Yervoy®, 여보이)도 단독으로 사용할 수 있고, Nivolumab (Opdivo®, 옵디보)와 병합치료를 하게 되면 환자에 따라서 더 좋은 반응을 보이기도 합니다. 최근에는, LAG-3 억제제인 Relatlimab (Opdualag®, 옵듀얼래그)를 Nivolumab (Opdivo®, 옵디보)와 병합치료한 경우 Nivolumab (Opdivo®, 옵디보) 단독보다 질병진행율 및 생존율을 20% 정도 증가시켜 향후에 병용요법도 사용될 것으로 기대됩니다.

BRAF 유전자에 돌연변이가 있는 경우에는 보조 항암치료 용법과 마찬가지로, BRAF 및 MEK 억제제인 Dabrafenib (Tafinlar®, 타핀나)과 Trametinb (Mekinist®, 매큐셀)을 병용 치료할 수 있고, 이 경우 BRAF 억제제 단독보다 더 좋은 결과를 보여 병합요법으로 사용되고 있습니다. 또한, BRAF 및 MEK 억제제와 면역억제까지 병합하는 3제 요법도 좋은 결과를 보여 향후 3제 요법도 사용될 것으로 기대되고 있습니다.

그 밖에 수술 불가능한 3기 또는 4기 흑색종에 사용할 수 있는 항암제로는 Dacarbazine (다카바진) 및 Paclitaxel (파클리탁셀), Carboplatin (카보플라틴)이 있고, 치료 반응률이 10–20%로 알려져 있습니다. 또한, C-KIT유전자에 이상이 있는 경우에는 Imatinib (Gleevec®, 글리벡) 같은 C-KIT 억제제도 사용해 볼 수 있습니다. 또한 이전에 면역항암제로 사용하였던 고용량의 IL-2나 이를 개량한 신약, 다양한 표적치료제 및 면역치료제가 임상연구 중에 있어 흑색종 환자의 생존율 향상에 도움이 될 것으로 기대하고 있습니다.

4) 편평세포암이나 기저세포암에서 치료할 수 있는 항암제도 있나요?

수술 불가능한 편평세포암의 경우 흑색종처럼 많은 표적치료제나 면역치료제가 개발되지는 못하였습니다. 예전부터 사용하던 세포독성 항암제인 5-fluorouracil (플로오로우라실)이나 Cisplatin (시스플라틴)을 사용해 볼 수 있고, 표적치료제인 Cetuximab (Errbitux®, 어비툭스)나 면역관문 억제제인 Pembrolizumab (Keytruda®, 키투루다) 또는 Cemiplimab (Libtayo®, 리브타요)를 사용해 볼 수 있습니다.

수술 불가능한 기저세포암의 경우에도 세포독성 항암제인 Paclitaxel (파클리탁셀)과 Carboplatin (카보플라틴)을 병합하여 사용해 볼 수 있습니다. 최근에는 hedgehog 경로 억제제인 Vismodegib (Erivedge®, 에리벳지)약제가 개발되어 사용되고 있고 반응율은 40–

70%로 보고됩니다. 또한 최근에 면역관문 억제제인 Cemiplimab (Libtayo®, 리브타요)도 반응율이 21% 정도 보여 사용해 볼 수 있습니다.

5) 방사선치료의 적응증과 부작용은 무엇인가요?

방사선치료란 고에너지 방사선을 조사하여 암세포의 핵산과 세포막 변성을 유도하고 이를 반복함으로써 암세포만을 선택적으로 제거하는 치료 방법입니다. 일반적으로 수술적 치료를 통해 피부암이 완전히 제거된 경우 추가적인 방사선치료는 필요하지 않으나, 중년 이후에 발생한 피부암이 광범위하게 진행되어 수술이 어렵거나 또는 재발이 흔한 피부암에서는 외과적 수술 이후 보조요법으로 활용할 수 있습니다. 방사선치료 시에는 조사 부위의 암세포뿐만 아니라 정상 세포도 영향을 받기 때문에 방사선 피부염, 탈모와 같은 피부증상이 발생하며, 인접한 장기에 영향을 주어 안구건조, 구강건조, 오심, 구토 및 설사 등의 증상이 나타날 수 있습니다.

참/고/문/헌

1. 대한피부과학회 교과서 편찬위원회. 피부과학. 개정 5판. 여문각. 2008. 820-824.
2. Wolff K., Goldsmith L.A., Katz S.I., Gilchrest B.A., Paller A.S., Leffell D.J., editors. Fitzpatrick's Dermatology in General Medicine. 7th ed. New York: McGraw-Hill, 2008.

34

피부암의 방사선치료

| 이정은 |

1) 피부암의 방사선치료 방법

(1) 방사선치료는 무엇인가요?

방사선치료는 전자선, 엑스선, 감마선, 양성자선 등 고에너지 방사선을 이용하여 암세포를 죽이는 치료방법입니다. 피부암에서는 방사선치료를 수술 없이 단독으로 사용하기도 하고, 수술이나 약물과 같은 다른 치료법과 병행해서 사용하기도 합니다.

(2) 수술 대신 방사선치료를 할 수 있나요?

피부암의 치료로 수술이 필요하지만 수술을 선택하지 않은 경우(예: 고령, 좋지 않은 건강 상태, 이미 수술이 불가능한 전이가 있거나 수술시 혈관, 신경 등 구조물을 다칠 위험이 클 경우 등) 방사선치료(근치적 방사선치료)를 차선책으로 선택할 수 있습니다. 이 경우 완치율은 수술보다 낮으나, 크기가 작은 종양에서는 수술과 거의 비슷한 결과를 보이기도 합니다. 또한 수술 절제면에 암이 남아있거나, 절제면과 암과의 거리가 너무 가까워 완전절제 여부가 의심스러운 경우, 암이 너무 크거나 뼈나 중요 혈관, 신경과 같은 위험 조직에 침범을 한 경우 등은 재발을 위험을 줄이기 위하여 수술 후 방사선치료를 추천합니다.

(3) 방사선치료는 어떻게 진행되나요?

방사선치료를 하기 전에 먼저 방사선종양학과 의사와 면담을 한 후 모의치료(simulation)와 방사선치료계획(radiotherapy treatment planning)을 위한 준비작업을 합니다. 모의치료에서는 고정기구, 차폐물, 볼루스(bolus)* 등의 적용여부와 치료자세 등을 결정하고 컴퓨터단층촬영(computed tomography, CT)을 하게 됩니다. 방사선치료계획에서는 CT 영상을 바탕으로 적절한 방사선의 에너지, 방향, 개수 등을 결정함으로써 정상조직에 전달되는 방사선을 최소화하고 치료부위에는 처방된 용량의 방사선이 잘 전달되도록 합니다. 방사선치료는 하루 한 번, 주 5회씩 받게 되고, 치료 횟수는 목적이나 부위에 따라 달라집니다. 방사선치료를 받는 동안 특별한 문제가 없으면 담당 방사선종양학과 주치의는 1주일에 한 번 정도 환자를 진찰하여 치료에 대한 반응 및 부작용을 체크하고 필요한 경우 검사나 조치를 합니다.

* 볼루스(bolus): 피부에 방사선이 잘 분포되도록 치료부위를 덮는 물질입니다. 필요한 경우에 사용합니다.

(4) 기저세포암과 편평세포암의 방사선치료

① 방사선치료 단독 치료

기저세포암과 평편세포암의 가장 좋은 치료 방법은 수술로 종양을 제거하는 것이지만, 여러 이유로 수술을 시행하지 못하는 경우 방사선치료만으로도 치료가 가능합니다. 방사선치료 단독 치료의 장점은 마취의 위험이 없고, 수술을 하지 않으므로 흉터가 비교적 적으며, 수술의 부작용이 없다는 점입니다. 하지만 치료기간이 수술에 비해서 길고 (3-7주), 흉터가 아예 없지는 않으며, 폐소공포증이 있는 경우 방사선치료가 어려울 수 있으며, 큰 종양의 경우 완치율이 수술보다 낮다는 단점이 있습니다.

② 수술 후 방사선치료

수술 후 절제면에 암이 남아있거나, 절제면과 암과의 거리가 너무 가깝거나, 암이 너무 크거나, 림프절 전이가 있는 경우 등에는 재발률을 낮추기 위하여 수술 후 방사선치료를 추천합니다.

(5) 카포시육종(Kaposi sarcoma)의 방사선치료

카포시육종은 방사선치료의 효과가 매우 좋으면서도 안전한 육종입니다. 단, 손/발바닥에 발생한 경우에는 방사선치료 시 부작용이 심하게 발생할 수 있으므로 치료여부를 신중하게 선택하여야 합니다. 방사선치료로 인한 이차 암의 위험이나 림프부종의 악화, 상처치유지연 등의 부작용이 치료 후 발생할 수 있으므로 이미 림프부종이 있는 부위를 치료할 경우에는 각별한 주의가 필요합니다. 진행된 카포시육종은 전신 약물치료를 우선적으로 시행하여야 하고, 전신 치료가 불가능하거나 통증이나 다른 증상이 있는 경우에 방사선치료를 고려할 수 있습니다.

(6) 피부림프종의 방사선치료

몇몇 피부에서 발생하는 림프종의 경우 병변 부위에 대한 방사선치료를 시행합니다. 또한 균상식육종인 경우 병변의 진행상황에 따라 초기에는 병변 부위에 방사선치료를 하지만, 진행된 균상식육종이나 Sezary 증후군인 경우는 전신의 피부를 방사선치료를 하기도 합니다.

2) 피부암에서의 완화방사선치료

수술이나 기타 방법으로 근본적 완치가 불가능한 원발성 피부암이나 피부전이암의 경우 통증, 진물, 출혈, 악취 같은 증상으로 삶의 질이 저하되거나, 병변을 보는 것 자체가 환자에게 고통을 줄 수도 있습니다. 이러한 증상을 완화하는 것만 해도 환자에게 큰 도움이 될 수 있는데, 증상 완화를 위한 치료방법 중 하나로 방사선치료(완화적 방사선치료)를 이용할 수 있습니다. 이 때 목표는 종양의 완전 제거가 아닌, 증상의 호전과 피부의 재상피화를 가능하게 하는 것입니다.

3) 방사선치료 부작용 및 관리

(1) 방사선치료의 급성 부작용 및 관리

방사선치료를 앞둔 환자들이 공통적으로 가지는 걱정과 궁금증은 방사선치료의 부작용일 것입니다. 물론 모든 다른 치료와 마찬가지로 방사선치료도 부작용이 발생할 수 있습니다. 방사선에 대한 피부의 반응은 조사 받은 방사선에너지, 방사선량, 치료 회수, 범위와 부위에 따라 매우 다르며, 방사선종양학과 의사들은 이들 부작용을 최소화 또는 조절하기 위한 노력을 많이 기울입니다. 일반적으로는 방사선치료 시작 3-4주 경에 급성 방사선피부염의 증상인 혈관확장, 충혈, 부종, 국소발열 등이 발생하기 시작합니다. 치료시작 4주 이후에는 작고 얇은 물집이 발생하기 시작하여 점차 악화되고 터지기도 합니다. 비슷한 시기에 땀샘과 털 등의 변화도 발생하여, 방사선치료 시작 약 3주째에 방사선치료 범위의 털, 땀샘, 피지샘의 기능 상실로 인한 탈모와 피부 건조가 시작됩니다. 매우 드물긴 하지만 방사선치료 시작 후 2개월 이내에 상피괴사 및 궤양이 발생할 수 있습니다.

방사선치료에 의한 급성부작용은 방사선치료 시작 후 3주경에 시작하여 대개는 치료 종료 2개월 이내에 자연적으로 호전됩니다. 방사선 조사 범위의 피부는 매우 약한 상태이므로 추가 손상을 피하기 위하여 방사선치료기간 동안 열, 추위, 햇빛, 마찰 등 기타 자극을 피하도록 하는 것이 좋습니다. 방사선치료 범위에 따라 부작용이 다를 수 있습니다. 예를 들어 코 주변을 치료하는 경우 비강이나 입술 점막의 점막염이나 코 점막의 건조, 조직 유착, 코피 등이 발생할 수 있고, 눈꺼풀이 치료에 포함되는 경우 결막염이나 속눈썹, 눈썹의 탈모가 발생할 수 있습니다.

(2) 방사선치료의 만성 부작용 및 관리

방사선조사를 받은 피부는 땀샘 및 피지샘의 기능손상으로 인하여 만성적으로 건조하고, 이후 수년에 거쳐 피부색의 변화(저색소, 과색소), 섬유화, 피부 두께 감소 및 위축이 발생하기도 합니다. 탈모 및 땀샘기능손상은 발생하면 대부분 영구적 손상으로 다시 회복하기 어렵습니다. 또한 방사선조사부위의 피부는 혈류량이 감소하여 외상에 민감해지고, 이 부위의 수술 시 치유가 지연될 가능성이 있습니다. 드문 만성부작용으로 궤양, 괴사, 감각저하도 발생할 수 있습니다.

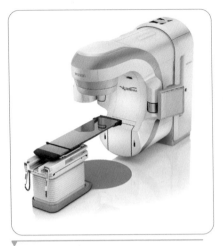

그림 1. 방사선치료기 (Varian사 VitalBeam 치료기)

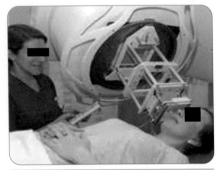

그림 2. 방사선치료 장면

참 고 문 헌

1. 2022 NCCN Guidelines National Comprehensive Cancer Network. https://www.nccn.org/guide-lines
2. James D. Cox, Kie Kian Ang. Radiation Oncology: Rationale, Technique, Results. 9th ed. Mosby; 2009.

35

피부암 항암치료 부작용 클리닉

| 조성진 |

1) 피부암의 항암치료

피부의 기저세포암과 편평세포암은 비교적 흔한 피부암으로써, 대부분의 경우 외과적 절제 수술을 비롯하여 냉동요법, 소파술 또는 방사선치료와 같은 방법을 통해 성공적으로 치료하거나 관리할 수 있습니다. 상대적으로 예후가 좋지 않다고 알려진 피부흑색종도 초기 단계에서 진단이 되면 외과적 절제 수술을 통해 완치가 가능합니다. 그러나 병변이 진행하여 수술과 같은 국소 요법이 어렵거나, 전이가 있는 환자는 항암치료가 도움이 됩니다.

항암치료는 피부암의 종류, 병기, 환자의 상태 등 다양한 요인을 고려하여 약제를 선택합니다. 다음에는 피부암에 사용하는 항암치료약제에 대해 소개하겠습니다.

(1) 세포독성항암제

전통적으로 사용되어 오던 항암제로서, 일반적으로 생각하는 항암제가 대부분 여기에 속합니다. 암세포는 정상 세포보다 빠르게 증식하므로 유전물질과 단백질이 증가하는 특성이 있는데, 세포독성 항암제는 이 과정을 억제하여 작용합니다. 피부암의 경우, 다카바진(dacarbazine)과 테모졸로미드(temozolomide)은 전이성 흑색종에 쓰이고, 시스플라틴(cisplatin), 카보플라틴(carboplatin), 파클리탁셀(paclitaxel), 플루오로우라실(fluoouracil) 등은 기저세포암과 편평세포암 치료에 이용될 수 있습니다. 하지만 암과 환자의 상태에 따라 다른 종류의 세포독성 항암제를 선택하는 경우도 흔합니다.

(2) 표적항암제

표적항암제는 암세포에서 많이 발현되는 특정 단백질을 표적으로 삼아 암의 성장과 활동을 막는 항암치료제로, 세포독성 항암제보다 좀 더 암세포를 선택해서 죽일 수 있습니다. 다브라페닙(dabrafenib), 베무라페닙(vemurafenib), 트라메티닙(trametinib) 등은 피부 흑색종에 사용될 수 있고, 표피성장인자수용체를 표적으로 하는 세툭시맙(cetuximab)은 편평세포암에 치료효과를 보입니다. 비스모데깁(vismodegib)이 기저세포암을 억제하는데 효과가 있다고 알려져 있으나 국내에서는 2022년 제약사에서 자진취하하여 현재는 사용하지 않고, 별도의 희귀약품신청을 통해 사용할 수 있다.

(3) 면역관문억제제

우리 몸에는 면역반응이 과도하게 발생하지 않도록 조절하는 관문이 있습니다. 암세포는 면역관문을 조종해 면역세포의 작용을 피해가는데, 면역관문억제제(Immune Checkpoint Inhibitor)는 이 과정을 억제함으로써 면역세포가 암을 공격해 없애도록 돕습니다. 면역관문억제제 중 항프로그램 세포사멸 수용체1 (PD-1) 억제제가 피부흑색종을 비롯한 다양한 암에 활용되고 있습니다. 펨브롤리주맙(pembrolizumab)과 니볼루맙(nivolumab)이 대표적인 PD-1 억제제에 속합니다.

2) 항암치료 부작용

모든 항암제는 부작용이 발생할 수 있는 잠재적 가능성이 있으므로 의료진의 엄격한 관리하에 투여가 이루어집니다. 항암제의 종류는 매우 다양하고 각각의 약제 부작용 양상도 매우 다양하지만 비교적 흔하게 발생하는 부작용은 다음과 같습니다.

(1) 세포독성항암제의 부작용

세포독성항암제는 빠르게 증식하는 암세포의 특징을 이용한 치료법이므로 우리 몸에서 정상적으로 빠르게 분열하는 세포에도 독성을 보이는 단점이 있습니다. 골수, 위장점막, 피부 및 모낭의 세포가 대표적입니다. 따라서 세포독성항암제로 치료를 받는 환자는 빈혈 및 면역저하와 같은 골수기능억제, 오심 및 구토, 피부건조증과 탈모가 발생할 수 있습니다.

(2) 표적항암제의 부작용

표적항암제는 세포독성항암제보다 암세포를 선택적으로 죽이므로 골수기능억제, 오심 및 구토와 같은 부작용은 상대적으로 적은 경향이 있습니다. 그러나 표적으로 삼는 특정 단백질 기능을 억제하기 때문에 표적항암제의 종류에 따라 특징적인 부작용을 동반할 수 있습니다. 예를 들어, 표피성장인자수용체를 억제하는 표적항암제는 여드름과 비슷한 피부발진을 유발하거나 손발톱 주위에 염증을 일으키기도 하고, 베무라페닙은 피부에 과각화성 병변을 유발할 수 있습니다.

(3) 면역관문억제제의 부작용

면역관문억제제도 오심 및 구토, 탈모와 같은 부작용은 많지 않습니다. 그러나 면역 체계의 항암 활성을 증가시키기 때문에 경우에 따라 암 외에 다른 장기에 염증을 유발할 수 있습니다. 폐렴, 설사/대장염, 간염, 갑상선기능저하증, 근염 등이 발생할 수 있고, 건선 및 태선양 발진을 비롯한 다양한 염증성 피부염이 악화되거나 새로 생길 수 있습니다.

3) 항암치료 중 발생한 피부부작용의 예방 및 관리

항암치료 중 발생한 부작용은 의료진에게 알리고 필요한 경우 치료를 받아야 합니다. 피부에 발생한 부작용도 심한 경우에는 피부과 전문의의 치료가 필요할 수 있습니다. 아래에는 항암치료 중 겪을 수 있는 피부 문제에 대한 일반적인 예방 및 관리방법을 설명 드리겠습니다.

(1) 피부건조증과 가려움증

피부건조증은 매우 흔한 부작용입니다. 항암제에 의해 피부 세포의 증식이 억제되고, 천연보습성분과 피부표면지질이 감소하기 때문입니다. 피부가 거칠어 보이고 탄력이 떨어져 있으며 하얗게 각질이 일어나고 가려움증이 동반되는 경우가 흔합니다. 습진으로 발전할 수 있고, 심할 경우 피부가 갈라져 피가 나는 경우도 있습니다. 특히 표피성장인자 수용체 억제제로 치료받는 환자들은 피부건조증의 증상이 심하게 나타날 수 있습니다.

- 보습제(emollient)의 사용이 가장 중요합니다. 보습제는 피부를 촉촉하게 적셔 줄 뿐만 아니라 손상된 피부에서 수분이 소실되는 것을 방지해 주고, 각질세포가 부드럽게 떨어져

나갈 수 있도록 돕습니다. 가려움증과 염증반응도 줄여주기 때문에 습진이나 피부 갈라짐을 억제하는 효과도 있습니다. 보습제는 자주 바르는 것이 좋으며, 특히 세안이나 샤워 후에 아직 물기가 남아 있을 때, 가을이나 겨울의 경우에는 외출 전, 자기 전에 보습제를 꼭 도포하도록 합니다.

- 잦은 목욕과 때를 미는 것은 피부건조증을 악화시킵니다. 목욕탕이나 사우나를 자주 오래 사용하는 것은 자제하고 이틀에 한 번 정도 미지근한 물로 가볍게 샤워만 합니다.
- 피부에 마찰, 압박, 냉기나 열기와 같은 자극을 피하는 것이 좋습니다. 강한 햇빛에 노출시키는 것도 좋지 않으므로 외출할 때에는 모자 등으로 햇빛을 가리고 자외선차단제를 꼭 사용하도록 합니다. 자극을 피하기 위해 부드러운 면 소재의 옷을 착용하는 것이 도움이 됩니다.
- 가려울 때 무의식적으로 긁을 수 있으므로 손톱은 기르지 않는 것이 좋습니다. 가려움이 심한 경우 의료진과 상담하고 증상 완화를 위해 항히스타민제를 복용할 수 있습니다.

(2) 탈모

건강한 모낭은 빠르게 세포가 분열하여 머리카락을 만들기 때문에, 쉽게 항암제의 영향을 받습니다. 탈모는 항암치료의 대표적인 부작용으로 알려져 있지만, 모든 항암제가 탈모를 유발하는 것은 아닙니다. 항암제의 종류, 투여 경로, 개인 차이에 의해서 탈모의 발생에 차이가 날 수 있습니다. 일부 환자는 탈모가 영구적으로 남기도 하지만, 많은 환자들은 대부분 항암화학요법이 끝나면 1–2개월 후부터 다시 솜털 같은 머리카락이 자라기 시작하여 수 개월에서 1년 정도 시간이 경과되면 거의 회복됩니다. 경우에 따라 항암치료가 완료된 후 머리카락이 다시 자라는 시기에 탈모치료제가 도움이 될 수 있습니다.

- 머리카락과 두피를 자극할 수 있는 파마와 염색, 뜨거운 드라이기 사용 등은 피합니다. 항암치료가 끝난 후에도 모발이 충분히 굵어질 때까지는 주의하여야 하며, 알코올이 들어간 제품도 사용하지 않도록 합니다.
- 탈모가 진행되어 있을 때는 외출할 때 자외선을 피할 수 있도록 모자를 착용하거나 자외선차단제를 도포하도록 합니다.
- 머리카락이 가늘고 힘이 없으므로 끝이 둥글고 너무 촘촘하지 않은 빗으로 관리하는 것이 좋습니다. 항암치료가 끝난 후에도 초기에는 이전보다 약하고 곱슬거리는 머리카락이 자라는 경우가 많기 때문에 부드러운 빗을 사용하십시오.

(3) 손발톱의 변화

항암치료 중 손발톱의 모양이 변하거나 줄이 생기고 얇아지며 쉽게 부서지는 증상이 나타날 수 있습니다. 항암제의 종류에 따라서는 검게 착색이 되거나, 손발톱주위에 염증을 동반하기도 합니다. 그러나 대부분의 경우 항암치료가 끝나면 수 개월에 걸쳐 점점 회복됩니다.

- 손발과 함께 손발톱에도 보습제를 자주 바르고 건조하지 않게 합니다.
- 이차감염이나 염증을 예방하기 위해 상처가 나지 않도록 주의하고 자극을 피하도록 합니다. 일을 할 때는 손에 장갑을 착용하는 것이 좋고, 딱딱하고 꽉 끼는 신발은 피하도록 합니다.
- 손발톱이 들뜨더라도 일부러 뽑지 말고 테이프나 밴드를 이용하여 최대한 유지하는 것이 좋습니다. 테이프나 밴드를 떼어낼 때 손발톱이 빠지지 않도록 주의합니다.

참/고/문/헌

1. Haynes D, Ortega-Loayza AG. Adverse cutaneous reactions to chemotherapeutic drugs. Clin Dermatol. 2020; 38(6):712.

2. Ma VT, Haring CT, Warrier G, Swiecicki PL. Targeted Therapy and Traditional Chemotherapy in Melanoma and Cutaneous Squamous Cell Carcinoma. Facial Plast Surg. 2020; 36(2):186.

3. Reyes-Habito CM, Roh EK. Cutaneous reactions to chemotherapeutic drugs and targeted therapies for cancer: part I. Conventional chemotherapeutic drugs. J Am Acad Dermatol 2014; 71:203. e1.

4. Rosen AC, Balagula Y, Raisch DW, et al. Life-threatening dermatologic adverse events in oncology. Anticancer Drugs 2014; 25:225.

5. Shi VJ, Levy LL, Choi JN. Cutaneous manifestations of nontargeted and targeted chemotherapies. Semin Oncol 2016; 43:419.

6. Society for Immunotherapy of Cancer (SITC): Clinical practice guideline on immune checkpoint inhibitor-related adverse events (2021), https://www.sitcancer.org/research/cancer-immunotherapy-guidelines/irae/immune-checkpoint-inhibitor-related-adverse-events

36

피부암환자의 식생활

| 오병호 |

1) 뭘 먹어야 좋은가요?

피부암은 예후가 좋지 않은 흑색종과, 이에 비해 양호한 경과를 보이는 비흑색종성 피부암으로 분류합니다. 비흑색종성 피부암은 기저세포암과 편평세포암이 대표적이며 자외선 노출과 연관이 있다고 알려져 있습니다. "뭘 먹어야 좋은가요?"라고 질문하시는 환자분들이 유독 많으신데, 사실 음식과 피부암과의 연관성은 근거 수준이 낮은 경우가 많습니다. 현재까지 보고된 문헌들을 바탕으로 참고할 수 있는 내용을 소개하고자 합니다.

(1) 비흑색종성 피부암

케로틴(대표음식 : 당근)은 강력한 항산화효과가 있어 자외선에 의해 발생한 활성산소(Reactive oxygen species, ROS)를 억제하는 효과가 있고 편평세포암 발생을 줄일 수 있다고 합니다. 엽산은 기저세포암 발생을 증가시킨다는 보고가 있는데, 이는 광반응(photo-reactivity)을 증가시키고 DNA 변이를 유발하기 때문으로 추정합니다. 그러나 반대로 엽산의 부족이 DNA 안정성과 복구를 망가트려 암을 유발한다는 보고도 있어 적정량을 섭취하는 것이 필요합니다. 가장 흥미로운 것은 신 과일(citrus fruits)이 비흑색종성 피부암의 증가시킨다는 보고입니다. 신 과일에는 furocoumarin이 풍부한데 이는 광활성 반응(photoactive property)을 가지고 있어 광독성(phototoxicity)과 광돌연변이(photomutagenicity)를 유발한다는 것입니다. 실제로 휴양지에서 라임주스를 손에 흘린 뒤 광활성반응에 의해 식물광피부염(phytophotodermatitis)가 유발되는 경우가 종종 있습니다. 유사한 무증상의 병변들이 오랜 시간이 경과된 뒤 손가락이나 손톱의 편평세포암으로 나타날 수 있는 개연성이 있습니다. 술은 아세트알데하이드(Acetaldehyde)와 같은 알코올의 분해산물이 광민감제(photosensitizer)로 작용하고 발암성이 있다고 알려져 있습니다. '낮술을 먹지 마라'라고 하는 이유가 피부암 발생을 줄이기 위한 목적도 있음을 기억해야합니다. 특히 일광노출이 빈번한 피서지에서 마가리타(Margarita) 술에 라임을 짜서 마시는 경우 광활성반응이 증가하기에 주의해야 합니다.

커피는 폴리페놀이 풍부해 항산화효과가 있고, 카페인은 자외선에 의해 손상된 표피의 각화세포를 복구하는 역할을 한다고 알려져 있습니다. 그래서 기저세포암의 발생위험을 낮출 수 있다고 합니다.

비흑색종성 피부암(Non-melanoma skin cancer, NMSC)은 모즈미세도식수술을 이용하여 잔존암여부를 여러 차례 확인하며 절제하고 봉합하는 과정을 거칩니다. 이때 홍삼 등 건강보조식품이 절제 후 지혈에 영향을 미칠 수 있어 수술 전후에 섭취를 중단해야 합니다. 이와 같이 건강에 좋다고 알려진 음식들도 수술, 항암치료, 방사선치료 중에는 다른 반응을 나타낼 수 있어 의료진에게 복용 사실을 알리고 권고를 따라야 합니다.

(2) 흑색종

2014년 미국피부과학회지에서 87개의 문헌을 조사하여 발표한 내용에 따르면, 지중해식 식단과 불포화지방산, 케로틴 종류인 리코펜(lycopene)이 흑색종(melanoma) 위험을 줄인다고 보고한 바 있습니다. 불포화지방산은 종양을 억제하는 효과가 있기도 하나 여성에서는 오히려 흑색종 위험을 증가시켰다는 보고도 있습니다. 이중 지중해식 식단이 가장 주목되는데, 생선, 야채, 당근, 감귤류가 흑색종 위험을 줄인다고 합니다. 이들 음식에 이소프레노이드(isoprenoid)가 풍부한데 이들이 흑색종 세포의 증식을 억제하는 효과가 있다고 합니다. 리코펜은 토마토 당근 수박 등 붉은색 과일과 야채에 많은데, 광반응억제효과(photoprotective property)가 있고, 혈소판유도성장인자(platelet derive growth factor)를 억제합니다. 이는 흑색종에 의해 유발된 섬유세포의 이동과 신호전달을 줄여 항종양효과(antitumor effect)를 나타냅니다. 과거 비타민 D 섭취가 흑색종 유병률을 줄인다는 보고가 있어 유행한 적이 있었으나, 대단위 연구에서 인과관계가 부족하다고 보고되었습니다. 사실 종양증식을 억제하는 비타민 D는 자외선에 의해 피부에서 합성되는데, 경구보충하는 비타민 D로는 심장질환, 암 발생, 골절 등에 아무런 영향을 미치지 못한다는 회의적인 시각이 있습니다(이와 더불어 과다복용 시 과칼슘혈증 발생도 주의해야 합니다). 경구보충이 어려운 비타민 D를 높이기 위해서는 결국 자외선차단제를 바르지 말고 오히려 햇빛을 쪼여줘야 한다고 주장합니다. 흥미로운 것은 주 2-3회 최소 홍반량의 절반 또는 1/3정도의 광원을 체표면적의 18% 이내의 팔다리에만 쪼여줘도 비타민 D 10,000 IU를 복용하는 것과 동등하다는 발표입니다. 따라서 얼굴 부위와 목은 자외선차단제를 발라 피부암 발생을 예방하고, 비교적 관찰이 용이한 팔다리는 주 2-3회 햇빛을 쪼여주는 방법이 비타민 D를 유지하는 데 현실적인 대안이 될 수 있습니다.

(3) 이상적인 탄수화물, 지방, 단백질의 비율

체중감량을 위해 소위 저탄고지(Ketogenic diet, KD) 식단이 유행입니다. KD의 역사는 히포크라테스 시절부터 시작됩니다. 굶는 것이 간질발작 치료에 효과적이라는 문헌이 있습니다. 이후 1921년에 Dr. R.M.Wilder가 지방 섭취로 대부분의 칼로리를 충족시키면 굶는 것과 비슷한 효과를 보인다는 것을 발표하고 Ketogenic diet로 명명합니다. 이후 간질 치료제가 개발되어 KD는 주로 약물에 반응이 없는 간질환자를 대상으로 시도되었으며, 소아에서 6개월간 시행하였을 때 대조군에 비해 인지기능이나 사회적 적응력에 문제는 없었다고 보고되었습니다.

KD를 하게 되면 간에서 지방산을 산화하여 케톤을 생성하고 혈류를 통해 필요한 조직에 도달하여 Acetyl CoA로 변화(Ketolysis)된 뒤 ATP를 만들며 에너지원으로 사용됩니다. 그런데 우리 몸의 신경세포, 적혈구 등은 주로 포도당을 주에너지원으로 사용하기 때문에, 탄수화물을 먹지 않으면 이를 보상하기 위한 포도당신생합성(gluconeogenesis)가 필수적으로 발생하게 됩니다. 포도당신생합성을 위해 근육의 단백질을 분해하는 과정도 포함되기 때문에 살도 빠지면서 근육량도 감소하는 현상이 발생할 수 있습니다.

KD를 암 치료에 활용한 보고들이 있습니다. 암세포에서는 포도당 대사를 통해 에너지를 만들어 내는데, 이 과정이 미토콘드리아 DNA 변이 증가로 인한 활성산소(Reactive oxygen species, ROS)증가를 억제하는 효과를 나타냅니다. 이때 KD를 하게 되면 포도당 대사과정이 감소하여 암세포에서의 산화스트레스(oxidative stress)를 유도한다는 가설입니다. 그러나 실제 암치료 적용의 결과는 포도당신생합성이 작동하기 때문에 무척 다양하게 보고되었습니다. 흑색종 동물실험에서 KD 적용 시 크기가 줄었다는 보고도 있지만 증가했다는 보고도 있습니다. 다만, 비만이 흑색종 발생의 한가지 위험인자로 지목되기도 하는데, 비만환자에서 흑색종주변의 면역억제와 혈관신생촉진으로 인해 국소침윤이 더 쉽게 발생할 수 있다는 점에서 KD를 비만인 흑색종 환자에서 시도해볼 수 있겠습니다. 또한 통상적인 항암치료 방사선치료에 불응하는 환자들을 대상으로 3개월 이상 KD를 시행하여 종양의 크기 감소와 성장속도를 줄였다는 보고와 임상연구가 진행되기도 하였으나, 근거 수준은 부족한 실정입니다.

KD는 부작용이 있습니다. 시작 초기에는 급성증상으로 비만 설사 오심 구토 등 위장관계 문제가 발생할 수 있고, 당뇨환자에서 저혈당의 위험성과 케토산증(ketoacidosis)이 발생할 수 있습니다. 장기간 지속하는 경우 LDL이 증가하고 신장으로 nitrogenous waste가 증가하여 신장 손상, 신장 결석이 발생할 위험이 있습니다. 또한 KD 시 포화지방산, 트랜스지방, 동물성지방 등의 섭취가 증가하기 마련인데, 최근 미국의 52만 명을 대상으로 사망률을 분석한 결과, 이들은 사망위험을 높이는 것으로 조사되었습니다. 반면 식물성 불포화지방산과 생선에 풍부한 오메가-3 등은 사망률을 낮췄기에, 지방 섭취 시 선택에 유의해야 합니다.

최근 국내 연구진들이 4만 2천 명의 통계자료를 분석하여 탄수화물 지방 단백질의 비율과 사망률과의 관계성을 조사하여 발표한 논문에서 지방 비율이 40% 이상이거나 30% 미만이면 사망률이 증가하는 것으로 조사되었습니다. 탄수화물 비율 역시 60% 이상이거나 50% 미만이면 사망률이 증가하므로 탄수화물 지방 단백질의 비율을 5:3:2로 맞추는 것(지중해식 식단)을 권장하였습니다.

(4) 진행중인 연구들

흑색종 환자에게 사용하는 면역항암제의 효과와 장내세균과의 연관성을 조사하는 연구들이 증가하는 추세입니다. 이때 항생제를 사용하는 경우 면역항암제의 효과가 감소하였다는 보고도 있고, 조기의 흑색종환자들에게 항생제를 사용하는 경우 흑색종 진행의 위험이 감소했다는 보고도 있습니다. 장내세균이나 피부의 정상균총들이 피부암의 진행에 영향을 줄 수 있다고 하나, 아직 어느 균총이 어떤 기전으로 작용하는지는 알려져 있지 않습니다.

2) 결론

음식이 항암제만큼의 효과적인 치료방법이 될 수는 없지만, 부작용이 적고 저비용이라는 측면에서 보조적인 치료방법이자 예방을 위해 권고되는 추세입니다. 그러나 항암치료 중이거나 방사선치료 중인 환자들에게 과도한 식단제한이나 특정 음식에 대한 권고는 오히려 치료 반응에 역행하는 결과를 초래할 수 있고, 부족한 칼로리섭취로 환자의 건강이 악화될 수 있어 주의가 필요합니다.

참/고/문/헌

1. Acharya M, Kim T, Li C. Broad-Spectrum Antibiotic Use and Disease Progression in Early-Stage Melanoma Patients: A Retrospective Cohort Study. Cancers. 2021; 13(17).

2. Allen BG, Bhatia SK, Anderson CM, Eichenberger-Gilmore JM, Sibenaller ZA, Mapuskar KA, et al. Ketogenic diets as an adjuvant cancer therapy: History and potential mechanism. Redox biology. 2014; 2:963-70.

3. Collins SC, Dufresne RG, Jr. Dietary supplements in the setting of mohs surgery. Dermatologic surgery : official publication for American Society for Dermatologic Surgery. 2002; 28(6):447-52.

4. Dowis K, Banga S. The Potential Health Benefits of the Ketogenic Diet: A Narrative Review. Nu-

trients. 2021; 13(5).

5. Fortes C, Mastroeni S, Melchi F, Pilla MA, Antonelli G, Camaioni D, et al. A protective effect of the Mediterranean diet for cutaneous melanoma. International journal of epidemiology. 2008; 37(5):1018-29.

6. Hezaveh E, Jafari S, Jalilpiran Y, Zargarzadeh N, Mahdavi R, Gargari BP. Dietary components and the risk of non-melanoma skin cancer: A systematic review of epidemiological studies. Critical reviews in food science and nutrition. 2021; 1-16.

7. Holick MF. Sunlight "D"ilemma: risk of skin cancer or bone disease and muscle weakness. Lancet (London, England). 2001; 357(9249):4-6.

8. Kwon YJ, Lee HS, Park JY, Lee JW. Associating Intake Proportion of Carbohydrate, Fat, and Protein with All-Cause Mortality in Korean Adults. Nutrients. 2020; 12(10).

9. Moitinho-Silva L, Boraczynski N, Emmert H, Baurecht H, Szymczak S, Schulz H, et al. Host traits, lifestyle and environment are associated with human skin bacteria. The British journal of dermatology. 2021; 185(3):573-84.9.

10. Paoli A, Rubini A, Volek JS, Grimaldi KA. Beyond weight loss: a review of the therapeutic uses of very-low-carbohydrate (ketogenic) diets. European journal of clinical nutrition. 2013; 67(8):789-96.

11. Patel P, Poudel A, Kafle S, Thapa Magar M, Cancarevic I. Influence of Microbiome and Antibiotics on the Efficacy of Immune Checkpoint Inhibitors. Cureus. 2021; 13(8):e16829.

12. Reichrath J, Nürnberg B. Cutaneous vitamin D synthesis versus skin cancer development: The Janus faces of solar UV-radiation. Dermato-endocrinology. 2009; 1(5):253-61.

13. Tong LX, Young LC. Nutrition: the future of melanoma prevention? Journal of the American Academy of Dermatology. 2014; 71(1):151-60.

14. Vitali F, Colucci R, Di Paola M, Pindo M, De Filippo C, Moretti S, et al. Early melanoma invasivity correlates with gut fungal and bacterial profiles. The British journal of dermatology. 2022; 186(1):106-

15. Weber DD, Aminzadeh-Gohari S, Tulipan J, Catalano L, Feichtinger RG, Kofler B. Ketogenic diet in the treatment of cancer - Where do we stand? Molecular metabolism. 2020; 33:102-21.

16. Zhuang P, Zhang Y, He W, Chen X, Chen J, He L, et al. Dietary Fats in Relation to Total and Cause-Specific Mortality in a Prospective Cohort of 521 120 Individuals With 16 Years of Follow-Up. Circulation research. 2019; 124(5):757-68.

37

피부암의 예방

| 서수홍 |

1) 피부암을 일으키는 위험요인들은 어떤 것이 있나요?

피부암 발생의 여러 원인 중 가장 중요한 것은 자외선(UVR)입니다. 만성적인 자외선 노출뿐만 아니라 일광화상의 과거력, 어린 나이에 많은 자외선에 노출되는 것 등 자외선 영향을 받는 다양한 행태가 피부암과 연관이 있습니다. 특히 최근에는 미용을 위해 태닝을 하는 경우가 많은데, 이 또한 피부암 발생과 연관이 깊어 많은 우려를 낳고 있습니다. 그리고 장기이식이나 항암요법, 또는 질병으로 인해 면역저하가 있는 경우 피부암에 취약합니다. 인간유두종바이러스(HPV)처럼 몇몇 바이러스 감염이 특정한 피부암을 일으키기도 하며, 그 외에 비소나 살충제, 제초제와 같은 화학 물질도 피부암을 유발하는 것으로 알려져 있습니다.

2) 자외선에 대해서는 어떻게 대처해야 하나요?

피부암의 가장 효과적인 예방법은 자외선으로부터 피부를 보호하는 것입니다. 그러나 자외선은 완전히 피하기는 힘들고, 또 그렇게까지 할 필요도 없습니다. 단지 일상생활에서 자외선 노출에 대해 현명하게 대처하면 되는데, 예를 들면 일광차단제의 올바른 사용입니다. 일상생활에서 참고로 할 내용들을 아래에 간단히 표로 만들었습니다.

표 1. 자외선을 피하는 일상생활의 수칙

- 자외선 양이 많은 정오 전후 두 시간 사이에는 외출을 삼가고 그늘에서 활동한다.
- 외출 시 일광차단제를 20분 전에 미리 바르고, 올바르게 사용하도록 한다.
- 피부를 가릴 수 있는 챙이 넓은 모자, 긴 소매 옷을 입고 선글라스를 착용한다.
- 일반유리창보다는 UV 차단유리를 사용하고 실내에서도 자외선차단제를 바른다.
- 흐린 날에도 80% 정도의 자외선이 존재하므로 일광차단제를 사용한다.
- 선글라스는 목적에 맞는 모양과 렌즈를 선택한다.

---

3) 일광차단제의 올바른 사용법은 무엇인가요?

바르는 양이 중요하며 원칙적으로 2 mg/cm^{2}가 되어야 충분한 효과가 있습니다. 이는 얼굴 전체를 바르기 위해선 1 g 정도가 필요하고, 손가락 두 마디 정도의 양입니다. 전신에 바르려면 약 30 mL 정도 필요하지만 실제로는 훨씬 적게 사용하는 경향이 있으므로, 일반적으로 충분한 양을 두 번 겹쳐 바르도록 합니다. 자외선에 노출되기 20분 전에 바르고 마찰, 땀, 물 등에 취약하므로 매 2시간마다 보강하고 물에 잘 씻기지 않는 제품을 선택합니다. 자외선은 파장에 따라 단파장(UVB)과 장파장(UVA)으로 나뉘는데, 이 둘을 모두 차단하는 광범위(broad-spectrum)차단제가 좋습니다. UVB의 차단지수는 SPF로, UVA의 차단지수는 PA로 표시하는데 도심의 일상생활에서는 SPF 15, PA++, 야외에서는 SPF 30, PA+++ 이상인 제품이 좋습니다. 일광차단제를 바른다고 자외선이 100% 차단되는 것은 아니므로 피부 세포의 손상을 최대한 줄이기 위해서는 다른 차단 방법을 병용하는 것이 좋습니다. 또한 일광차단제를 과신하여 오랜 시간 강한 햇빛에 무분별하게 노출되는 것은 자제하도록 합니다.

4) 일광차단제의 종류에는 어떤 것들이 있나요?

일광차단제는 함유된 유효 성분에 따라 유기(화학적) 제제와 무기(물리적) 제제로 나뉩니다. 무기 제제는 유기 제제에 비해 안정적이며 광범위한 차단 효과가 있고 알러지 유발도 없는 등 장점이 많아 어린이나 예민한 피부에 사용하기 좋습니다. 하지만 백탁효과가 있고 여드름을 유발하는 경우가 있어 불편한 점이 있습니다. 최근에는 이런 단점을 보완하기 위해 나노 입자 크기로 개발된 제품이 있으나, 큰 입자에 비해 차단효과가 감소하고, 미미하지만 피부에 흡수되었을 때 인체에 미치는 유해 효과에 대해 경험적 검증이 더 필요한 실정입니다.

5) 어린이도 일광차단제를 사용하여야 하나요?

6개월 미만의 영아는 일광차단제 보다 의복으로 차단하는 것이 좋습니다. 6개월 이상 2세 미만 어린이는 유기 제제 보다는 무기 제제의 일광차단제를 사용하는 것이 좋습니다. 2세 이상에서는 어른과 같이 사용하면 됩니다.

6) 일광차단제 사용 시 비타민 D 결핍은 일어나지 않나요?

평소 볕이 좋은 한낮에 얼굴과 팔을 가리지 않고 가벼운 산책을 일주일에 세 번 정도

하면 필요한 양의 비타민 D가 합성됩니다. 그리고 대부분 일광차단제를 불충분하게 사용하고, 또 덧바르지 않고 바른 후 자외선에 과잉 노출되는 경향이 있기 때문에 일광차단제 사용으로 비타민 D 결핍이 생길 가능성은 일반적으로 낮습니다. 광과민성 질환이 있어 일광차단을 엄격히 사용하는 경우 결핍이 동반되는 경우가 있을 수 있으나, 이 때도 음식물이나 영양제를 통해 충분히 보충 가능합니다.

7) 먹는 광보호제는 효과가 있나요?

경구용 광보호제는 자외선을 직접 차단하는 것이 아니라 항산화, 항염, 면역조절 기능을 통해 세포의 광손상을 줄여주는 역할을 합니다. 자외선에 의한 세포 손상을 예방하는 효과는 같으나 물리적으로 자외선 침투를 막아주는 것은 아니므로 일광차단제를 대체할 수는 없습니다. 따라서 일광차단제와 함께 사용한다면 훨씬 효과적입니다. 비타민 C, E와 폴리페놀 등이 잘 알려져 있으며, 비타민 B의 한 종류인 니코틴아마이드는 피부암 예방을 위해 종종 처방되고 있습니다.

8) 일광차단제 이외에는 어떤 방법이 있나요?

- 의복 : 일광차단제 보다 편리하고 내구적인 장점이 있지만 얼굴, 목, 손등 등 중요 부위를 다 가리기 어렵고, 더운 날에는 더욱 가리기가 힘들어 효과가 제한적입니다. 면이나 마 등 천연 섬유보다는 합성 섬유가, 그리고 흰색 보다 검정색 섬유가 자외선 흡수율이 높아 광보호 효과가 높습니다. 더구나 흰색 옷은 물에 젖으면 빛을 산란시키는 효과가 떨어져, 빛이 잘 투과되어 피부에 도달하게 됩니다. 따라서 물놀이를 할 경우, 합성 섬유 재질의 검

정색 긴 소매 옷을 입도록 합니다. 특히 어린아이들이 물놀이를 갈 경우 꼭 명심하여 자외선 차단용 의복을 챙기는 게 좋습니다.

- 유리창 : 일반유리창은 UVB만 차단되는데 요즘에는 UVA까지 차단되는 다양한 유리가 개발되었습니다. 일부 자동차의 경우 앞 유리는 중층 구조로 되어 있어 자외선을 거의 모두 차단하지만, 옆과 뒤 유리는 중층 구조가 아니라 상대적으로 UVA에 취약할 수 있습니다.

- 선글라스 : 선글라스의 렌즈는 패션용에서부터 특수목적용까지 5종류가 있으므로 일상용, 야외용 등의 목적에 따라 선택합니다. 야외용인 경우 정면뿐 아니라 옆에서 들어오는 빛도 차단할 수 있는 모양을 선택해야 하며 렌즈의 크기도 충분히 큰 것이 좋습니다. 자외선은 수정체를, 가시광선은 망막 손상을 유발할 수 있습니다. 망막 손상을 줄이기 위해선 청색광을 흡수하는 노란색이나 오렌지색 렌즈를 사용하는 것이 좋습니다. 특히 어린아이들은 수정체가 맑아 빛이 망막까지 잘 도달할 수 있으므로 선글라스를 착용하는 것이 좋습니다. 정오에 가장 영향을 받는 피부와 달리 눈은 태양이 눈높이에 달하는 오전, 오후에 영향을 가장 많이 받으므로 이 시간대에 주의하여 착용하도록 합니다.

9) 기타 예방에 도움이 되는 사항에는 무엇이 있나요?

- 외음부 피부암의 원인인 HPV의 감염과 전파를 줄이기 위해 피임 도구 사용을 권장합니다.
- 절주와 금연은 구강, 입술 부위 피부암 발생을 줄이는 데 도움이 됩니다.
- 레티노이드 : 합성 및 자연상태의 비타민 A를 통칭하며, 경구 투여 시 항암 효과가 있습니다. HPV에 의한 종양, 광선각화증 등 전암병변의 치료에 사용되며, 신장이식환자에서 전암병변과 암 발생을 낮춥니다. 부작용에는 입술염, 결막염, 피부점막건조증 등이 있고

혈중 중성지방을 높일 수 있으므로 투여 전 혈액검사가 필요합니다. 태아 기형을 유발할 수 있으므로 가임 여성 및 임산부는 복용 금기입니다.

- 피부검진 : 평소 자신의 피부를 잘 관찰하는 습관을 기르도록 합니다. 빨리 자라거나 상처가 잘 낫지 않는 등, 의심되는 병변이 있으면 곧바로 피부과 진찰을 받도록 합니다. 피부암 가족력이 있거나 장기이식 등으로 면역저하가 되어 피부암 발생의 우려가 높은 사람들은 1년에 한번씩 정기적으로 피부과 전문의의 진찰을 받도록 합니다.

참 고 문 헌

1. 대한피부과학회 교과서 편찬위원회. 피부과학. 개정 7판. McGrowHill. 2020. 692-694.

2. International Commission on Non-Ionizing Radiation Protection. ICNIRP statement-Protection of workers against ultraviolet radiation. Health Phys. 2010; 99(1):66-87.

3. Kristina D. Rojas, Mariana E. Perez, Michael A. Marchetti, Anna J. Nichols, Frank J. Penedo, Natalia Jaimes. Skin cancer: Primary, secondary, and tertiary prevention. Part II. J Am Acad Dermatol. 2022; 87:271-288.

4. Mariana Perez, Juanita Arango Abisaad, Kristina D. Rojas, Michael A. Marchetti, Natalia Jaimes. Skin cancer: Primary, secondary, and tertiary prevention. Part I. J Am Acad Dermatol. 2022; 87:255-268.

5. Sewon Kang, Masayuki Amagai, Anna L. Bruckner, Alexander H. Enk, David J. Margolis, Amy J. McMichael, editors. Fitzpatrick's Dermatology in General Medicine. 9th ed. New York: McGraw-Hill, 2019, chapter 197, Phtoprotection; P. 3623-3634.

1) 악성흑색종의 병기

병기	진행 정도
0기	암세포가 표피에만 국한된 상태
1A기	국소 침윤; – 종양의 두께가 0.8 mm 미만이고 궤양이 없는 상태
1B기	국소 침윤; – 종양의 두께가 0.8 mm 미만이고 궤양이 있는 상태 – 궤양과 상관없이 종양의 두께가 0.8 mm 이상, 1.0 mm 이하인 상태 – 종양의 두께가 1.0 mm 초과, 2.0 mm 이하이고 궤양이 없는 상태
2A기	국소 침윤; – 종양의 두께가 1.0 mm 초과, 2.0 mm 이하이고 궤양이 있는 상태 – 종양의 두께가 2.0 mm 초과, 4.0 mm 이하이고 궤양이 없는 상태

병기	진행 정도
2B기	국소 침윤; – 종양의 두께가 2.0 mm 초과, 4.0 mm 이하이고 궤양이 있는 상태 – 종양의 두께가 4.0 mm를 초과하고 궤양이 없는 상태
2C기	국소 침윤; – 종양의 두께가 4.0 mm를 초과하고 궤양이 있는 상태
3기	국소림프절 전이 상태
4기	국소림프절을 넘어선 원격전이 상태

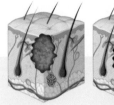
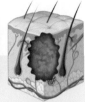
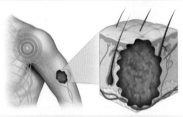
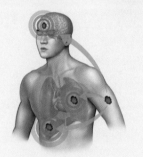

2) 편평세포암의 병기

병기	진행 정도
0기	악성화한 세포(암세포)가 나타나기는 했지만 표피 내에 국한되어 있는 것

1기   종양의 크기가 2 cm 이하로 림프절에 전이되지 않은 상태

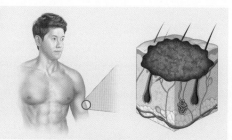

2기   종양의 크기가 2 cm 보다 크고 4 cm 이하이지만 림프절에 전이되지 않은 상태

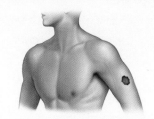

3기   – 림프절 전이가 없지만, 종양의 크기가 4 cm보다 크거나, 미세한 뼈 침범 또는 신경 침범이 있거나, 혹은 침윤 깊이가 피하지방층을 넘거나 6 cm이상 깊이 침윤된 경우
      – 종양의 크기와 상관없이, 종양과 동측에 위치한 단 하나의 림프절이 침범되고, 그 크기가 3 cm 이하인 경우

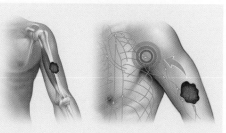

병기	진행 정도

4기
- 종양의 크기와 상관없이, 다수의 림프절 전이 또는 하나의 림프절 전이지만 크기가 3 cm를 초과하는 경우
- 림프절 전이와 상관없이, 종양이 뼈를 침범한 경우이거나 두개골 바닥면을 침범한 경우
- 원격전이가 있는 경우

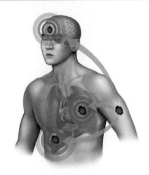

참/고/문/헌

1. NCCN Guidelines®. Melanoma: Cutaneous, Version 2. 2021.

2. NCCN Guidelines®. Squamous Cell Skin Cancer, Version 2. 2022.

3. Sewon Kang, Masayuki Amagai, Anna L. Bruckner, Alexander H. Enk, David J. Margolis, Amy J. McMichael, editors. Fitzpatrick's Dermatology in General Medicine. 9th ed. New York: McGraw-Hill, 2019, chapter 197, Phtoprotection; P. 1997-1998.

찾아보기

INDEX